Kohlhammer

Umsorgen
Hospiz- und Palliativarbeit praktisch

Hrsg. **Bayerischer Hospiz- und Palliativverband**

Bd. 1: Schulung ehrenamtlicher Hospizbegleiter (Gratz, Mayer, Weidemann; ISBN: 978-3-17-029940-5)
Bd. 2: Auf dem Weg zur Kooperationsvereinbarung (Kittelberger, Gratz, Rösch; ISBN: 978-3-17-029944-3)
Bd. 3: Trauerbegleitung organisieren (Meyer, Brüning-Wolter, Fischinger, Mallmann, Rudert-Gehrke, Stockstrom; ISBN: 978-3-17-029948-1)
Bd. 4: Hospiz- und Palliativversorgungsnetzwerke gestalten (Rösch; ISBN: 978-3-17-030770-4)
Bd. 5: Die Schätze des Alters heben (Bergmann, Kittelberger; ISBN: 978-3-17-031883-0)
Bd. 6: Hospizkultur und Palliativkompetenz in stationären Einrichtungen entwickeln und nachweisen (Rösch, Kittelberger; ISBN: 978-3-17-031891-5)
Bd. 7: Führen und Leiten in Hospiz- und Palliativarbeit (Rösch, Schwermann, Büttner, Münch, Schneider, Gratz; ISBN: 978-3-17-032982-9)
Bd. 8: Palliative Fallbesprechung etablieren (Gratz, Schwermann, Roser; ISBN: 978-3-17-032990-4)
Bd. 9: Kultursensible Hospiz- und Palliativarbeit (Paal, Grünewald, Rizzi, ISBN: 978-3-17-032986-7)

Piret Paal, Gabriele Grünewald,
E. Katharina Rizzi

Kultursensible Hospiz- und Palliativarbeit

Konzepte und Kompetenzen

Verlag W. Kohlhammer

1. Auflage 2019

Gesamtherstellung: W. Kohlhammer GmbH, Stuttgart

Print:
ISBN 978-3-17-032986-7

E-Book-Formate:
pdf: ISBN 978-3-17-032987-4
epub: ISBN 978-3-17-032988-1
mobi: ISBN 978-3-17-032989-8

Inhalt

Die Autoren

Dr. Piret Paal ist Ethnologin, sie hat sich als wissenschaftliche Mitarbeiterin während ihrer Zeit beim Hospizdienst DaSein mit dem Thema Palliative Care für Menschen mit und ohne Migrationshintergrund intensiv befasst.

Gabriele Grünewald ist Sozialpädagogin und als Palliative-Care-Fachkraft seit 17 Jahren in der ambulanten Hospizarbeit engagiert. Im Hospizdienst DaSein hat sie als fachliche Leitung der Sozialen Arbeit u. a. die Verantwortung für den Fachbereich kultursensible Hospiz- und Palliativarbeit.

E. Katharina Rizzi ist medizinisch-pflegerische Palliative-Care-Fachkraft und seit über 25 Jahren neben der Qualifizierung der Mitarbeiter/-innen für die Entwicklung des Hospizdienstes DaSein maßgeblich verantwortlich und hat die Geschäftsführung inne.

Vorwort

Ein »Sterben in der eigenen Häuslichkeit« zu ermöglichen ist eines der prioritären Ziele der Hospizarbeit und Palliativversorgung. Oftmals verkürzt auf ein »Sterben zuhause« markiert es eines der Grunddilemmata der sogenannten »kultursensiblen Hospizarbeit«, die seit einigen Jahren die Hospizbewegung beschäftigen.

Selbst für »Einheimische« ist die Frage, wo sie denn »zuhause« sind, nicht trennscharf zu beantworten. Ist »zuhause« ein Ort, vielleicht sogar mehrere Orte, ist »Heimat« ein Gefühl oder eine geographische Gegebenheit, die per GPS lokalisiert werden kann? Machen vertraute, geliebte Menschen oder Dinge aus einem »Ort« ein »Daheim«, kann man »in sich selbst zuhause sein« und dann sein Zuhause sozusagen »mit auf Reisen nehmen«? Wie lange dauert es eigentlich, bis aus einem »Wohnort« ein »Zuhause« wird? Lässt sich letztendlich »Beheimatung erzeugen« und wie macht man das? Indem man die Gegebenheiten des Herkunftslandes nachzugestalten versucht oder indem man die Menschen an die neue Heimat zwangsanpasst?

Wie wichtig ist dabei Sprache, wie wichtig Rituale, wie essentiell die Kultur und welche Bedeutung hat eigentlich die Ernährungsweise?

All diese und noch viele weitere Fragen stellen sich, wenn man in den letzten Monaten und Jahren die Flüchtlingsströme beobachtet, die Berichterstattung in den Medien und die politische Diskussion einigermaßen aufmerksam verfolgt oder aber einfach nur die Realität der »Gastarbeiter« etwas näher betrachtet. Menschen aus anderen Ländern Zuflucht und vielleicht sogar eine neue Heimat zu geben, ist eine der zentralen Herausforderungen unserer Zeit.

Was nun, wenn diese Menschen – egal ob sie gerade erst bei uns angekommen sind oder schon in der zweiten oder gar dritten Generation bei uns und mit uns wohnen, leben und arbeiten – schwer krank werden und letztendlich sterben?

Können wir davon ausgehen, dass wir mit der deutschen Idee des »hospitium«, also der »Gastfreundschaft«, ganz selbstverständlich auch den Wünschen und Bedürfnissen dieser Menschen, unseren Gästen und Mitbürgern aus zum Teil fernen Ländern und Kulturen gerecht werden können? Wie sehr »taugt« die deutsche Hospizkultur für die Versorgung und Begleitung schwerstkranker und sterbender Menschen, die in Deutschland mehr oder weniger freiwillig »gestrandet«, »eingereist«, »asylsuchend«, »geduldet« oder »staatenlos« sind oder aber schon in der dritten Generation bei uns leben und trotzdem immer noch Fremde sind? Wie sehr gelingt uns das solange sie gesund sind und wie sehr kann es uns in Krankheit und Sterben gelingen?

Die Geschichte der Integration ist eine Geschichte des Scheiterns im Großen und der Erfolge im Kleinen, so scheint es auf den ersten Blick. Etwas, das der Hospizbewegung irgendwie auch wieder vertraut ist, dauerte es doch Jahrzehnte, bis die Ideen von Hospizarbeit und Palliativmedizin »salonfähig« und »politikkompatibel« wurden und dennoch konnte im Kleinen Tag für Tag, Patient für Patient viel erreicht und ein Umdenken in Gang gesetzt werden.

Das macht Mut für das Thema »Kultursensible Hospizarbeit«. Mit diesem Buch geben wir Hinweise auf Bedenkenswertes, zeigen in der Praxis Erprobtes und versuchen das Spannungsfeld, in dem sich kultursensible Hospizarbeit bewegt, aufzuzeigen und darin Orientierung zu geben.

Dabei ist »Kultursensibilität« dem Hospizler keinesfalls fremd, ist er es doch gewohnt, sich auf Menschen und Situationen einzulassen und mit ihnen gemeinsam nach Lösungen zu suchen. Das kann und wird auch gelingen, wenn man nicht die gleiche Sprache spricht, zu einem anderen Gott betet, keinen Schleier trägt oder gerne Schweinefleisch ist. Man muss sich darauf einzustellen lernen und sich von der Vielfalt bereichern lassen.

Dr. Erich Rösch
Geschäftsführer des Bayerischen Hospiz- und Palliativverbandes

1 Theoretische Grundlagen und Überlegungen aus der Praxis

Kultur hat in der Gesellschaft eine normgebende Funktion, sie beeinflusst unser Verhalten, unsere Raum- und Zeitwahrnehmung, unsere Kommunikation mit anderen Menschen und damit unsere grundsätzliche Lebenshaltung. Die Kultur leitet unser Denken, definiert, was annehmbar und was unannehmbar ist, ist also richtungsweisend für unsere bewussten und unbewussten Gedanken und Handlungen und hat Einfluss auf unsere Entscheidungen sowohl als Individuum als auch als Teil eines Kollektivs (Purnell 2002).

Wie wir mit den vielfältigen Erwartungen umgehen, die tagtäglich an uns als Mitglieder der globalen Community, der lokalen Gemeinde, in der wir leben, sowie im Berufsleben, im

Familien- und Freundeskreis gestellt werden, hängt auch von unseren individuellen Fähigkeiten und Bedürfnissen ab. Je abhängiger wir davon sind, den Erwartungen von Gesellschaft und Familie jederzeit zu entsprechen, umso weniger können wir autonome Entscheidungen treffen (Bausinger 1984). Im vertrauten Kulturkontext wissen die Menschen sehr gut, was von ihnen erwartet wird, was sie tun dürfen oder unterlassen sollten. Sie sind sich bewusst, dass Entscheidungen, die mit den Gesellschaftsnormen nicht im Einklang sind, zu Konsequenzen führen und wie diese aussehen. So darf davon ausgegangen werden, dass die Identität eines Menschen von seiner kulturellen Umwelt geprägt wird (Galanti 2000).

Dieses Buch trägt den Titel »Kultursensible Hospiz- und Palliativarbeit«. Dabei geht es nicht nur darum, kulturelle Vielfalt als eine Tatsache zu verstehen und anzuerkennen. Es geht vor allem darum, Kultursensibilität als Grundhaltung, Fähigkeit und Ziel von Hospizarbeit und Palliative Care zu leben (Koffman 2014).

Kultursensibilität
Kultursensibilität bedeutet nicht nur, Entfremdung und Stereotypisierung zu vermeiden, sondern auch, einen anderen Menschen als Individuum wahrzunehmen, ungeachtet dessen, wie jemand heißt, welche Hautfarbe, welchen Akzent, kulturellen Hintergrund, sozialen Status, welche Gewohnheiten, Lebensweise und Weltanschauung er hat, oder welcher Glaubensrichtung er folgt.

Die im Buch dargelegten Gedanken beruhen auf Beobachtungen der Autorinnen, auf ihren Arbeitserfahrungen im Hospiz und auf im Jahr 2016 mit Palliativpatient/innen durchgeführten Interviews (Paal und Bükki 2017). Zitate aus diesen Interviews wurden verwendet, um theoretische Erörterungen zu untermauern. Weiterhin werden Handlungsmöglichkeiten für die Praxis formuliert.

1.1 Kulturbegriffe

Was genau verstehen wir unter Kultur?
In der Kulturtheorie wird die Kultur des Öfteren der Natur gegenübergestellt. Unter Natur verstehen wir alles, was natürlich, das heißt ohne menschliches Zutun entstanden ist. Das Gegenteil von Natur stellt die Kultur dar, die im weitesten Sinn für alles steht, was der Mensch selbst gestaltet und hervorbringt, und im engeren Sinn für ein System von Normen, Regeln und Gewohnheiten, die das Zusammenleben und Verhalten einer Gesellschaft, eines Kollektivs leiten (Helman 2000). Die Kultur ist mit einem Eisberg verglichen worden, von dem nur ein Teil mit bloßem Auge wahrnehmbar ist. Zum Verständnis kann die *Fisch im Aquarium*-Metapher helfen: Wenn wir ohne Wasser, in unserem Fall ohne Kultur, auskommen müssen, bekommen wir erst eine Vorstellung davon, wie sehr wir sie um uns herum brauchen (Trompenaars und Hampden-Turner 2012).

Der Begriff *Kultur* ist so vielfältig besetzt, dass er als Containerbegriff bezeichnet werden kann. Er kann sowohl für die schönen Künste (Musik, Malerei) stehen, für eine bestimmte gesellschaftliche Norm (Demokratie) als auch für die innere Entwicklung eines Menschen in Richtung eines neuen und besseren Ichs (Moral, Höflichkeit, Aufmerksamkeit, Kenntnisse) (Tylor 2005 (1871), S. 358).

Definitionen von Kultur, die versuchen, diese als eine Sammlung von gemeinsamen anerkannten Werten und Verhaltensweisen eines Kollektivs zu bestimmen, verallgemeinern und gehen vom Modell einer homogenen Gruppe oder einer Gesellschaft aus (Trompenaars und Hampden-Turner 2012, S. 52). Da jedoch heutige Gesellschaftsstrukturen vielfältig sind, bereichert von Menschen mit unterschiedlichem kulturellem Hintergrund, ist es sinnvoller, nicht eine einzige, sondern unterschiedliche, jeweils vom Kontext abhängige Definitionen zu verwenden (Sarría-Santamera 2016). Häufig genannte Begriffe, wenn über kulturelle Verschiedenheit gesprochen wird, sind »interkulturell«, »multikulturell«, »transkulturell« und manchmal sogar »hyperkulturell«.

Dabei bedeutet »interkulturell«, dass in einer Situation, in der Menschen oder Gruppen mit unterschiedlichem kulturellen Hintergrund miteinander in Berührung kommen, ein dritter Kulturraum entsteht, der die beiden Kulturen entweder verbindet oder voneinander abgrenzt (Foitzik und Pohl 2011, S. 61).

Der Begriff »multikulturell« beschreibt den Kulturraum, in dem Menschen mit unterschiedlichem kulturellem Hintergrund zusammenleben und handeln, basierend sowohl auf gegenseitigem Verständnis und beiderseitiger Toleranz als auch auf der Übereinkunft, nach gemeinsamen Werten zu suchen (Rommelspacher 2005, S. 175).

»Transkulturelle« Prozesse weisen auf Veränderungen in der Gesellschaft und die Transformation aus einer Gesellschaftsform in eine andere hin. »Kulturen sind intern durch eine Pluralisierung möglicher Identitäten gekennzeichnet und weisen extern grenzüberschreitende Konturen auf. Sie haben eine neuartige Form angenommen, die durch die klassischen Kulturgrenzen wie selbstverständlich hindurchgeht. Das Konzept der Transkulturalität benennt diese veränderte Verfassung der Kulturen und versucht daraus die notwendigen konzeptionellen und normativen Konsequenzen zu ziehen.« (Welsch 1995).

Mit der Globalisierung ist eine zunehmende Aufhebung der Grenzen zwischen den Kulturen verbunden; Annäherung und Vernetzung rücken in den Vordergrund. Im Prinzip kann sich jeder Einzelne in die globale Gesellschaft, ohne räumliche oder zeitliche Trennung, seinen eigenen Neigungen folgend, eine Identität erschaffen. Diese Vielfältigkeit wird als »hyperkulturell« bezeichnet (Han 2005, S. 55).

Kulturbegriffe

- Interkulturell: ein dritter Kulturraum, welcher durch kulturelle Begegnungen entsteht
- Multikulturell: ein gemeinsames Zusammenleben basierend auf Respekt und Toleranz
- Transkulturell: Änderungen und Bewegungen in der Gesellschaft
- Hyperkulturell: global, vielfältig und ohne wahrnehmbare Grenzen
- Kulturübergreifend: allgemein menschliche und universelle Erscheinungen

Zusätzlich zu den bereits genannten – auf die Gesellschaftsnormen hinweisenden – Kulturdefinitionen wird der Begriff »kulturübergreifend« (cross-cultural) verwendet. Damit werden universelle Erscheinungen bezeichnet, die unabhängig von gesellschaftlichen Normen und der Lebensweise des Einzelnen in allen Kulturen zu beobachten sind. Dazu gehören allgemein menschliche Gefühle (Trauer, Freude, Leid usw.) und existenzielle Fragen, wie die nach dem Umgang mit Todesangst und dem Schmerz eines Verlustes, sowie nach dem Sinn des Lebens –

Themen, die gerade in der Hospiz- und Palliativarbeit große Relevanz haben.

Jedoch können in der Hospiz- und Palliativarbeit auf dem Kontext basierende Kulturbegriffe bestenfalls erste Hinweise darauf geben, welche Bedürfnisse ein Mensch im Angesicht von Sterben und Tod haben könnte, aber niemals alleinige Richtlinie sein. Denn unabhängig von Religion, Nationalität und sozialem Umfeld hat jeder Mensch, jede Familie – mit oder ohne Migrationshintergrund – ihre ganz eigene Lebenswelt. Dieses individuelle Gefüge, diese persönliche Kultur des Einzelnen und seiner Angehörigen gilt es zu erschließen und mit ihr zu arbeiten (Paal 2012). Der erste und wichtigste Schritt dazu besteht in einem ausführlichen Anamnesegespräch (▸ Kap. 3) und die laufende Anpassung der Dokumentation an die jeweils aktuelle Situation.

1.2 Hospiz- und Palliativkultur (nicht) verstehen

Lässt sich daraus schließen, dass die Kultur, aus der jemand kommt, in der Hospiz- und Palliativarbeit überhaupt keine Rolle spielt?
Im Gegenteil:
Es ist davon auszugehen, dass ein Mensch sich auch am Ende seines Lebens in der Einflusssphäre verschiedener Kulturen befindet:

- ethnischer Hintergrund,
- Sprachkenntnisse,

- Religionszugehörigkeit,
- die Vorstellungen von Familie und Nahestehenden von Sterben und Tod,
- aber auch das Wissen über die Zugangsmöglichkeiten zu Behandlungs- und Pflegeleistungen

beeinflussen die Entscheidungen am Lebensende. Das reicht von der Bestimmung, wo jemand sterben möchte (zu Hause, im Hospiz, im Krankenhaus) bis hin zur Wahl von Verabschiedungsritualen, Art und Ort der letzten Ruhestätte.

In einer vielfältigen Gesellschaft dürfen die Bedürfnisse der Menschen nicht vorschnell aufgrund ihrer Gruppenzugehörigkeit definiert werden. Selbst in einer auf den ersten Blick sehr homogen erscheinenden Gruppe herrscht in der Regel große Heterogenität (Koffman 2014). Diese Vielfalt muss berücksichtigt werden. Nur so können zum Beispiel Forschungsfragen oder andere Maßnahmen entwickelt werden, die helfen, das Feld zu erschließen und die Versorgung der Menschen weiter zu verbessern. Wenn wir die Bedürfnisse der Menschen am Ende ihres Lebens konkreter erfassen wollen, muss auch analysiert werden, was die Gesellschaft traditionell (oder bisher) anzubieten hatte. Denn dies beeinflusst – unabhängig vom kulturellen Hintergrund – unser Verhalten im Bereich von Gesundheit und Krankheit.

In Deutschland haben Patient/innen einfachen Zugang zu Gesundheitsleistungen auf hohem Niveau. Viele Menschen mit Migrationshintergrund wissen, dass dies in ihrer Heimat nicht der Fall ist. Sie sind deshalb davon überzeugt, dass sie in ihrer Heimat längst nicht mehr am Leben wären. Die bereits erwähnten, im Jahr 2016 durchgeführten Interviews mit Schwerkranken (Paal und Bükki 2017) haben wichtige und interessante Einblicke in die Lebenswirklichkeit Betroffener gegeben.

Interviewausschnitte

Ich habe ein gutes Leben gelebt in Deutschland. In (...) wäre ich schon tot. Alle meine Freunde mit Niereninsuffizienz sind tot in (...). Aber ich lebe damit seit 20 Jahren, es ist fantastisch.
(Mann, 71 Jahre)

Ich war immer gesund in (...) und wusste nur vom Hörensagen, wie eigentlich die Medizinversorgung in (...) ist, aber natürlich ist ganz, ganz großer Unterschied zu hier. Und ich bin schon jetzt wirklich sehr dankbar, dass ich diese Krankheit hier bekommen hab. Meine Schwägerin ist letztes Jahr im März an Krebs gestorben. Ich war dabei. Ich war drei Monate bei ihr in (...), und die Versorgung dort ist katastrophal! Wir haben keine Krankenversicherung. Da muss man selber zahlen. Das kostet natürlich ein Vermögen. Dann musste mein Bruder seinen Beruf aufgeben, weil es keine Palliativversorgung, keinen Pflegedienst, gar nichts gibt. Die Familie muss alles machen. Natürlich ist bei uns der Zusammenhalt in den Familien viel, viel besser als hier, aber trotzdem. Deshalb bin ich hier sehr zufrieden mit der Versorgung im Krankenhaus und allem. Ich bin immer sehr gut aufgehoben.
(Frau, 63 Jahre)

Selbst wenn das Behandlungsnetz in einem Land gut entwickelt ist, ist der Zugang zu den Leistungen oft zeitraubend und die vom Privatsektor angebotenen Leistungen sind sehr kostspielig. Dies ist ein Faktor, der Entscheidungen von Patient/innen beeinflusst: Schwerkranke Menschen kehren nicht in ihre Heimat zurück, sondern bleiben aus einem Sicherheitsbedürfnis heraus in Deutschland.

Interviewausschnitte

Über Heimkehr haben wir nachgedacht, aber wir haben keine Versicherung in (...). Wir sind hier versichert, und ich denke, es ist wichtig, dass man gut versorgt ist. Also, hier bezahlen wir 180 € jeden Monat ungefähr, und die ganze Familie ist versichert. Und wenn wir zurück nach (...) gehen wollten, dann würde es viel, viel mehr kosten und das geht nicht. Es ist einfacher, hier zu bleiben, zumindest jetzt.
(Mann, 33 Jahre)

Hier fühle ich mich irgendwie sicherer. Weil hier kenne ich ja alles und in (...) war ich noch nie im Krankenhaus, nie beim Arzt, und ich habe keine Ahnung, wie das dort läuft, wenn ich zurückgehe. Dann müssen die alles wahrscheinlich neu untersuchen. Ich habe ja Papiere, wo alles über meine Krankheit in Lateinisch drinsteht, das verstehen die Ärzte in (...) auch. Aber, wie gesagt, ich habe keine Lust, dort alles noch mal machen zu lassen. Da warte ich lieber ab, dass sie hier die Untersuchungen machen.
(Mann, 62 Jahre)

Zudem holen Menschen mit Migrationshintergrund ihre hilfsbedürftigen Eltern an deren Lebensende nach Deutschland. Für viele dieser Senioren ist der Wohnortwechsel keine persönliche Entscheidung. Er wird – je nach Lage – als unumgänglich empfunden.

Selbst wenn wir von funktionierenden Gesundheitssystemen ausgehen, müssen wir zur Kenntnis nehmen, dass es zahlreiche organisatorische Unterschiede in den einzelnen Ländern gibt. Mangelnde Kenntnis des deutschen Systems und dessen organisatorischer Abläufe erschwert zugewanderten Patient/innen die Orientierung und damit oftmals auch die Inanspruchnahme von Leistungen. Es kommt vor, dass deutsche Ärzte darüber klagen, dass »die Ausländer« lieber gleich in der Notaufnahme nach Hilfe suchen, anstatt sich zunächst an den Hausarzt zu wenden. Das mag daran liegen, dass manchem Patienten/mancher Patientin das Vorhandensein eines flächendeckenden Hausarztnetzes mit der Möglichkeit der Überweisung zu einem Facharzt völlig unbekannt ist. Für andere ist es einfach Gewohnheit, im Fall einer Krankheit ein Krankenhaus oder Gesundheitszentrum aufzusuchen, wo gemäß dem jeweiligen kulturellen Verständnis die »echten Ärzte« arbeiten. Dem Haus- oder Facharzt, der seine Praxis in einem Mehrparteien-Wohnhaus hat, wird hingegen evtl. Misstrauen hinsichtlich seiner Kompetenz entgegengebracht. Dies können auch Gründe sein, einen notwendigen Arztbesuch hinauszuzögern und aus der ursprünglichen Heimat bekannte oder im Internet recherchierte Behandlungsmethoden so lange einzusetzen, bis die Krankheitssituation fortgeschritten ist und eine tatsächliche Notfallsituation eintritt.

Um das Wissen von Migrant/innen über die Nutzung des deutschen Gesundheitssystems zu verbessern und ihnen den Zugang zu benötigten Leistungen zu erleichtern, entwickelte im Jahr 2003 das Ethno-Medizinische Zentrum e.V. in mehreren Bundesländern das Projekt »MiMi – Mit Migranten für Migranten – Interkulturelle Gesundheit in Deutschland«. Das Projekt basiert auf dem Interkulturellen Setting-Ansatz, d. h. erfolgreich integrierte engagierte Migrant/innen mit sehr guten Deutschkenntnissen und hohem Bildungsniveau werden nach festgelegten Qualitätsstandards zu interkulturellen Gesundheitslotsen, sogenannten Mediatoren, ausgebildet. Im Anschluss sind sie in der Lage, selbstständig Aufklärungsveranstaltungen durchzuführen, z. B. in den jeweiligen Communities, um ihren Landsleuten kultursensibel und in der jeweiligen Muttersprache Informationen zu Gesundheitsförderung und Prävention zu vermitteln. Das macht sie zu Brückenbauern zwischen Migrant/innen, die noch nicht gut integriert sind, und dem deutschen Gesundheitssystem. Die Arbeit der MiMi-Mediatoren wird auf regionaler Ebene koordiniert – in Zusammenarbeit mit anderen lokalen Netzwerken der Gesundheitsversorgung, darunter auch die Hospiz- und Palliativdienste.

Ähnlich ist es auch in der Kontaktaufnahme in Einrichtungen der Hospizarbeit und Palliative Care. Während die Hospizbewegung in Großbritannien in den 1960er Jahren ihre Anfänge genommen hat, begann in Deutschland erst vor rund 25 Jahren die bewusste Entwicklung der Hospiz- und Palliativkultur. In vielen Ländern ist dies bis heute noch nicht der Fall. Für den deutschen Kulturraum ist charakteristisch, dass sich Hospiz- und Palliativarbeit zweigleisig entwickelt haben, auch wenn beide Schienen die gleichen Ziele verfolgen. Die Hintergründe dieser Entwicklung und die ideologischen Nuancenunterschiede sind komplex. Aus Sicht der Patient/innen – umso mehr, wenn sie aus einem anderen Kulturkreis kommen – ist dies höchst verwirrend. Sie verstehen Hospiz oftmals nicht als eine Haltung, wie wir Menschen, die mit einer lebensbedrohlichen Erkrankung konfrontiert sind, begegnen und versorgen wollen. Während das »Hospiz« von den befragten Betroffenen als eine Versorgungsform mit Zugang zu »friedlichem Sterben, umgeben von Freunden und Familie« verstanden wird, ist der Begriff »palliativ« manchen Patient/innen vollkommen neu, auf die Verbesserung der Lebensqualität ausgerichtete, konkrete Angebote der Palliativversorgung sind häufig unbekannt (Paal und Bükki 2017).

Interviewausschnitte

Hospiz ist, wenn du vor dem Sterben dorthin gehst und dort stirbst mit ganz, ganz netten Leuten drumherum und keine Monitore oder solche Sachen, einfach mit Morphin langsam

Abschied von dieser Welt nimmst. Und palliativ, das ist das Ganze, der Hospizverein, alles zusammen ist Palliativmedizin. (Mann, 66 Jahre)

Das Hospiz ist für mich immer so das Letzte, was einem noch bleibt. Ich kann da auch ganz schwer darüber reden und bin immer froh, wenn ich nicht daran denken muss. Ich habe einfach Angst. Ich bin ja nicht so alt! Ich hätte schon gern noch ein kleines bisschen gelebt.
(Frau, 61 Jahre)

Ich selbst war zweieinhalb Wochen auf der Palliativstation, wobei ich sagen muss, das war dort sehr angenehm als Patientin. Aber zuerst hat mir das große Angst gemacht, weil ich habe das sofort mit dem Sterben verbunden. Erst nach ein paar Tagen habe ich gemerkt, dass es nicht so ist: Du gehst da hin, legst dich hin und bist am übernächsten Tag tot! Nein, so ist es nicht.
(Frau, 68 Jahre)

Bei Patient/innen kann der Eindruck entstehen, dass es sich um zwei zueinander im Wettbewerb stehende Leistungsanbieter handelt, von denen die eine Leistung besser und die andere entsprechend schlechter ist, oder von denen die eine für die eigene Situation hilfreich, die andere dagegen nicht förderlich ist.

Dabei ist die begriffliche Unterscheidung zwischen Hospiz- und Palliativversorgung für Betroffene in der Regel zweitrangig. Für sie kommt es darauf an, die Unterstützung zu bekommen, die sie brauchen. Daher ist es in der täglichen Praxis nicht notwendig, die Patient/innen bei der Kontaktaufnahme oder im Erstgespräch mit den Bedeutungen bzw. Definitionen von Hospiz bzw. Palliative Care zu konfrontieren. Vielmehr geht es darum, das

Leistungsangebot zu erklären und dann gemeinsam zu besprechen, was der/die Patient/in braucht und auf welche Weise das bestmöglich umgesetzt werden kann.

An dieser Stelle soll auch auf die wichtige Zusammenarbeit mit den Familienmitgliedern der jüngeren Generationen hingewiesen werden (▸ Kap. 3.3). Dies sind Kinder und Enkelkinder, aber auch Nichten und Neffen von schwer erkrankten Patient/innen. Sie sind oftmals in Deutschland geboren und aufgewachsen, gut integriert und offen für Neues.

1.3 Das Prinzip der Vielfalt

Das Prinzip der Vielfalt schützt vor einer Herangehensweise, die auf Vereinfachung, Kategorisierung, Zuordnung und Bewertung basiert. Ein solcher Ansatz mag grundsätzlich einfacher erscheinen, widerspricht aber der hospizlichen Grundhaltung der Offenheit und Toleranz. Die Gegenüberstellung von »eigen« und »fremd«, also das Herausstellen von Unterschieden anstelle von Ähnlichkeiten und Gemeinsamkeiten, schafft nicht Nähe und Vertrauen, sondern Barrieren. Daher ist das Prinzip der Vielfalt ein Kernpunkt in der täglichen Arbeit von Hospiz- und Palliativdiensten, auch wenn es unter Umständen für haupt- und ehrenamtliche Mitarbeiter/innen einen Bruch mit vertrauten Gewohnheiten und Traditionen sowohl auf der persönlichen als auch der institutionellen und gesellschaftlichen Ebene bedeutet.

Die Bevölkerung in Deutschland wird durch Einwanderung unumkehrbar vielfältiger. Laut Stellungnahme der Bundesregierung wird bis 2030 jeder vierte Mensch über 60 Jahre einen

Migrationshintergrund haben (BMBFSJ 2000). In Deutschland wurde Vielfalt bislang tendenziell wenig gefördert. Lange Zeit wurde davon ausgegangen, dass die Generation der »Gastarbeiter« in Deutschland arbeiten, im Ruhestand aber in die Heimat zurückkehren wird (Razum et al. 2016). Damit wurde eine Situation geschaffen, in der es allen möglich war, die der jeweils eigenen Kultur charakteristischen Züge zu bewahren, die eigene Sprache zu sprechen und sich gleichzeitig nur dort, wo unbedingt notwendig, in die deutsche Gesellschaft zu integrieren.

Die Kehrseite der Medaille ist, dass viele Menschen mit Migrationshintergrund bis heute nicht an der Gestaltung der Gesellschaft mitwirken und mitsprechen und in sogenannten Parallelgesellschaften leben. Häufig wird nicht bedacht, dass sich auch bei Menschen mit Migrationshintergrund Bedürfnisse, Identität und Weltanschauung ändern können, dass Familienbande eine neue Bedeutung bekommen und die aktuelle Situation in der Heimat eine Rückkehr unmöglich machen kann. Politische und gesellschaftliche Entscheidungen werden – oft ohne Berücksichtigung der kulturellen Vielfalt – ausschließlich von der »Leitkultur« getroffen. Gründungen von »Heimatministerien« und Ähnlichem verursachen Unsicherheit, Angst und Perspektivenlosigkeit. Dabei verlangsamen sie den Prozess zu einem offenen Zusammenleben, die teilweise schon sehr gut funktioniert.

Der Mikrozensus aus dem Jahr 2005 (BAMF 2005) hat erstmals die Frage der alternden und pflegebedürftigen Menschen mit Migrationshintergrund aufgegriffen:
Wenn die Generation der »Gastarbeiter« nicht in ihre Heimat zurückkehrt, wer wird für sie Sorge tragen und wie?
Hat diese Generation im Vergleich zur deutschen Bevölkerung besondere Bedürfnisse?
Ein besonderes Augenmerk wurde dabei auf die Migrant/innen türkischer Herkunft gelegt (Razum et al. 2016). Zu wenig bedacht

wurde, dass nach dem Zweiten Weltkrieg auch Menschen aus den Balkanländern, aus Osteuropa und Russland, dem Nahen Osten und vielen anderen Regionen nach Deutschland gekommen sind (Bade 2010). Obwohl beinahe 90 % dieser Zuwanderer/Zuwanderinnen noch im arbeitsfähigen Alter sind (BAMF 2015), haben auch sie (oder ihre Eltern) früher oder später Pflege- bzw. Behandlungsbedarf und können Hospiz- und Palliativleistungen benötigen.

Das Prinzip der Vielfalt muss also in der Gesellschaft, insbesondere innerhalb von Institutionen, mehr Akzeptanz finden und bewusster gestaltet werden. In vielen deutschen Großstädten beträgt der Anteil der Menschen mit Migrationshintergrund bis zu 40 % (BAMF 2015). Diese Tatsache muss Ausgangspunkt jeder Situationsbeschreibung sein, wenn es darum geht, zukünftige Versorgungsansätze zu entwickeln. Bezüglich der bestehenden Unterstützungsstrukturen muss festgestellt werden, dass viele Einrichtungen des Gesundheitswesens nach wie vor sehr homogen geprägt sind. Dies ist auch für Hospiz- und Palliativeinrichtungen charakteristisch. Weder bei Sozialarbeitern noch bei Sachbearbeitern (z. B. in Behörden) können Kenntnisse einer zweiten oder gar dritten Sprache vorausgesetzt werden, obwohl dies zum Verständnis und zur Interessenvertretung von Patient/innen mit Migrationshintergrund hilfreich wäre. Deshalb ist eine gezielte Implementierung von Maßnahmen sinnvoll, die nicht nur von der inneren Bereitschaft und den konkreten Fähigkeiten Einzelner abhängig sind. Mitarbeiter/innen mit multikulturellem Hintergrund könnten dabei eine wichtige Rolle spielen (► Kap. 3 »Vernetzung und Kooperation«).

Ein Gesundheitssystem, das in der Lage ist, alle Menschen und Gruppen mit Sonderbedürfnissen zu integrieren, scheint utopisch. Dennoch: Die Entwicklung von Leistungen, die sich gezielt an Menschen mit spezifischem ethnischem Hintergrund richten, kann sich in den Regionen als zweckmäßig erweisen, wo eine Volks- oder ethnische Gruppe klar dominiert. Wo speziell zugeschnittene Leistungen bereits angeboten werden, müssen evtl. noch Engpässe im bereits funktionierenden System reduziert oder beseitigt werden, um den Zugang zu vorhandenen Leistungen für alle, die diesen Bedarf haben, auch sicherzustellen.

So positiv in einer vielfältigen Lebensumwelt Leistungsangebote an Menschen mit Migrationshintergrund auch sind, sie können auch auf Unverständnis oder Ablehnung stoßen. Zuwanderer/Zuwanderinnen, die schon seit geraumer Zeit in Deutschland leben, haben unter Umständen auch kein Bedürfnis nach einer gesonderten Behandlung. Die Idee einer »Sonderabteilung«, in der zum Beispiel nur Muslime oder nur Menschen, die Russisch sprechen, versorgt werden, kann auch Misstrauen wecken, die Integrationsbemühungen Einzelner ad absurdum führen und Ausgrenzung verstärken.

Interviewausschnitt

Ich finde, so was wäre ganz weit weg von Integration: so getrennt zu sein. Ja gut, es hängt davon ab, ob die Leute irgendwie Deutsch sprechen können, ob sie sich integriert haben, ob sie Kontakt haben mit Deutschen ... Also, ich würde da nicht hingehen.

(Frau, 53 Jahre)

1.4 Migrationshintergründe verstehen

Migration stellt in der heutigen Welt, insbesondere vor dem Hintergrund, dass immer mehr Menschen aus unterschiedlichsten Gründen ihre Heimatländer verlassen, ein wichtiges Thema dar. Sie bedeutet hierzulande einerseits Bevölkerungswachstum und damit den (durchaus erwünschten) Zustrom von Menschen im arbeitsfähigen Alter, andererseits aber auch die Pflicht, die zuziehenden Menschen in die Gesellschaft zu integrieren und ihnen, wie auch anderen Teilen der Bevölkerung, Gesundheits- und Pflegeleistungen anzubieten.

Migration wird durch unterschiedliche Gründe verursacht. Viele Menschen sind gezwungen, wegen einer Naturkatastrophe oder eines Krieges ihr Zuhause zu verlassen, oder sie werden als Minderheit vertrieben. Andere gehen freiwillig von zu Hause weg, um Arbeit zu finden oder um zu studieren. Auch dann, wenn Menschen in großer Zahl und in kurzer Zeit aus einer bestimmten Region hierherkommen, sind die Gründe und ist die persönliche Migrationsgeschichte eines jeden Individuums ganz unterschiedlich.

Interviewausschnitte

Das sind ja meine Gene, ich komme ja von (...), also es ist in mir. Und wenn ich in (...) bin ... Ehrlich, ich könnte hier zwölf Stunden schlafen und bin danach nicht fit, und in (...) schlafe ich fünf, sechs Stunden und bin fit. Da bin ich wach, der Rhythmus und die ganzen Menschen, man ist nie alleine. Geht man auf die Straße, ist die Nachbarin dort. Die eine macht Tee, die andere macht etwas zu essen, da hockt man gemeinsam und isst, man teilt sich die Sorgen, man teilt sich alles – das finde ich schön. Aber hier in Deutschland? Ich kenne noch nicht

mal meine Nachbarn. Wie ein kleines Gefängnis. Leider. Ja, ich wünschte mir, mein Vater wäre nie hierhergekommen. Das wünschte ich mir wirklich.
(Frau, 53 Jahre)

Damals war ich als Lehrling in einem Krankenhaus, als Schreiner. Und ich habe ein Mädchen kennengelernt, und dieses Mädchen war befreundet mit meiner Schwester, die haben zusammen in einer Druckerei gearbeitet. Und ich wollte dieses Mädchen heiraten, aber die Familie wollte nicht, weil wir waren damals arm und diese Familie ist sehr reich. Da ist ein Onkel Minister, die anderen alle Botschafter und so, und einer ist Arzt. Die sind eine große Familie, aber das Mädchen war sehr verliebt in mich und ich auch in sie. Aber am Ende konnte das Mädchen nicht viel machen, weil die Eltern bestimmen, so war es damals. Ich war sehr, sehr traurig. Wo ich wohnte, hatte ich einen Nachbarn, der für die Deutsche Botschaft gearbeitet hat, die damals die Leute nach Deutschland geschickt hat. Er hat gemerkt, dass ich sehr still war, und gefragt, was los ist mit mir. Da habe ich ihm alles erzählt und geweint. Und er hat gesagt: »Willst du nach Deutschland, ins Ausland, vielleicht kannst du dort vergessen?« Und ich habe gesagt: »Das wäre super!«
(Mann, 73 Jahre)

Migration ist immer und überall eine bedeutende Lebensetappe, ein Bruch, der für den Menschen sowohl positive als auch negative Änderungen in der Lebensgestaltung und Weltanschauung, sowohl Chancen als auch Verluste mit sich bringt. Behörden versuchen traditionell, Migrant/innen gemäß ihrem Geburtsort oder Abstammungsland, ihrer religiösen oder ethnischen Zugehörigkeit oder anderen Merkmalen einzuordnen. Es wird aber immer Menschen geben, die in keine dieser Gruppen passen, für die nationale oder ethnische Zugehörigkeit keine Bedeutung haben. Es gibt keine universal anerkannte Definition für die »Menschen mit Migrationshintergrund«. Es ist immer eine politische Entscheidung, wer als Migrant erklärt wird, in erste Linie ist es wichtig für Monitoring, Planung und Treffen von gesellschaftspolitischen Entscheidungen (WHO 2016).

Laut Statistischem Bundesamt werden als Menschen mit Migrationshintergrund ...
... alle zugewanderten und nicht zugewanderten Ausländer/-innen sowie alle nach 1955 auf das heutige Gebiet der Bundesrepublik Deutschland zugewanderten Deutschen und alle Deutschen mit zumindest einem nach 1955 auf das heutige Gebiet der Bundesrepublik Deutschland zugewanderten Elternteil definiert. (Statistisches Bundesamt 2017)

Kritikwürdig an dieser Definition ist, dass damit auch Menschen als Migranten angesehen werden, die über keinerlei Migrationserfahrung verfügen. Andere dagegen werden nicht erfasst, obwohl sie sehr wohl einen Migrationshintergrund aufweisen, da sie zum Beispiel während des Zweiten Weltkrieges (als Kriegsflüchtlinge) nach Deutschland gekommen sind.

Auch die Nationalität ist heutzutage ein unzureichendes Merkmal dafür, ob eine Person Migrationshintergrund hat oder nicht: Es gibt eingewanderte Menschen, die mittlerweile die deutsche Staatsangehörigkeit besitzen. Andere Zuwanderer/Zuwanderinnen – Aussiedler und Spätaussiedler – kann man anhand ihrer Nationalität ebenfalls nicht als Menschen mit Migrationshintergrund bezeichnen, obwohl sie vielleicht nur schlecht integriert sind und kaum Deutsch sprechen. Schließlich gibt es auch eine Gruppe von Migrant/innen, die in keiner Statistik auftauchen, da sie keine Papiere besitzen (Razum et al. 2016).

Dass die Bestimmung des Migrationshintergrundes sehr komplex ist, hat auch die 2016 durchgeführte Interviewstudie untermauert (Paal und Bükki 2017). Der Migrationshintergrund einer Person kann oftmals nicht durch bloßes Hinsehen, Hinhören oder einen als exotisch empfundenen Namen erkannt werden. Immer wieder stellte sich erst durch das Eintauchen in die Krankengeschichte eines Patienten/einer Patientin heraus, dass er oder sie nicht als Migrant/in erkannt oder wahrgenommen wurde,

- weil er oder sie schon seit Jahren in Deutschland lebt und nur Deutsch oder akzentfreies Deutsch als Zusatz zur Muttersprache spricht. Umgekehrt können einheimische ethnische Minderheiten fälschlicherweise als Migrant/innen wahrgenommen werden.
- Andere haben die Staatsbürgerschaft nur deshalb gewechselt, weil sie den Anschluss an die konkrete Staatsordnung und nationale Mentalität in ihrem Heimatland vollkommen verloren haben.
- Eine dritte Gruppe ist die der Spätaussiedler, Flüchtlinge und Kontingentflüchtlinge. Diese verfügen über deutsche oder anderweitige ethnische Wurzeln.

Insgesamt kann festgestellt werden, dass das Verständnis von Migration und ihrer Bedeutung noch eher unterentwickelt ist. Ob und in welchem Maße der Migrationshintergrund das Leben eines Menschen und seine Entscheidungsfindung beeinflusst, lässt sich nur herausfinden, indem man die konkrete Person kennenlernt (Paal 2012; Koffman 2014). Die Befriedigung der Bedürfnisse von Menschen mit Migrationshintergrund setzt eine differenzierte Herangehensweise voraus. Es gibt nur wenige Quellen, aufgrund derer man sagen könnte, dass der Migrationshintergrund einer Person grundsätzlich mit konkreten Sonderbedürfnissen in Verbindung steht. Nachvollziehbar ist, dass dies in bestimmten Gruppen eher der Fall ist – beispielsweise bei den Senioren, die oft nicht mehr die Kraft und/oder die Möglichkeit haben, sich anzupassen. Auch für Kinder mit Migrationshintergrund kann dies zutreffen. Die meisten wissenschaftlichen Forschungen (Sarría-Santamera 2016) heben aber hervor, dass ein Migrationshintergrund in der Regel erst dann zum Problem wird, wenn er mit anderen, vor allem sozialen Problemen wie Armut, Arbeitsverlust oder mit zerrütteten Familienverhältnissen verknüpft ist. In solchen Situationen stellt er ein Sekundärproblem dar, dessen konkrete Bedeutung nur im engeren Kontext, ausgehend von den Bedürfnissen eines konkreten Menschen und seiner Familie, verstanden werden kann.

1.5 Die Bedeutung von Zuwanderung für die Hospiz- und Palliativarbeit

Welche Bedeutung hat der Migrationshintergrund von Patient/innen im Zusammenhang von Hospizarbeit und Palliative Care? Schwerkranke Menschen mit speziellen palliativen und hospizlichen Bedürfnissen geraten zunehmend in das Blickfeld der Versorgungsforschung. Jedoch fehlt bisher ein klares Konzept, welches die Bedeutung von Hospiz- und Palliativversorgung und der daran geknüpften Erwartungen von Migrant/innen beschreibt (Bosma 2010; Paal und Bükki 2017). Die empirische Datenlage bezüglich dieser Faktoren ist besonders spärlich. Eine systematische Literaturübersicht aus Deutschland ist lediglich in einzelnen Publikationen zu Teilaspekten wie Patientenverfügung, Altenpflege oder Sterbehilfe zu finden. Die sogenannte »Graue Literatur« zeichnet ein differenzierteres Bild: Zentrale Themen sind Kommunikationsbarrieren, (Miss-)Verständnisse, (fehlende) Diversitätskompetenz und Zugangshindernisse (Henke et al. 2015).

»Diversitätskompetenz wird meist im Sinne von ›soziale Vielfalt konstruktiv nutzen‹ verwendet. Sie toleriert nicht nur die individuelle Verschiedenheit der Mitarbeiter, sondern hebt diese im Sinne einer positiven Wertschätzung besonders hervor und versucht, sie für den Unternehmenserfolg nutzbar zu machen. Die Ziele von Diversitätskompetenz sind es, eine produktive Gesamtatmosphäre im Unternehmen zu erreichen, soziale Diskriminierung von Minderheiten zu verhindern und die Chancengleichheit zu verbessern. Dabei steht aber nicht die Minderheit selbst im Fokus, sondern die Gesamtheit der Mitarbeiter in ihren Unterschieden und Gemeinsamkeiten. Bei den Unterschieden handelt es sich zum einen um die äußerlich wahrnehmbaren Unterschiede, von denen die wichtigsten Geschlecht, Ethnie, Alter und Behinderung sind, zum anderen um subjektive Unterschiede wie die sexuelle Orientierung, Religion und Lebensstil.« (Gießler 2011, S. 104 ff).

Die Schweizerische »Nationale Strategie Palliative Care 2013-2015« gab eine qualitative Erhebung in Auftrag, welche Lücken im Zugang zum Angebot und in dessen Nutzung aufzeigt, aber auch auf den diversitätssensiblen Charakter der Palliativversorgung hinweist (Salis-Gross et al. 2014). Eine Umfrage unter niederländischen Ärzten zeigte bei der Versorgung Sterbender Unterschiede zwischen Einheimischen und Migrant/innen aus nicht westlichen Ländern (Buiting et al. 2008). Eine registerbasierte britische Studie fand für mehrere ethnische Gruppen eine höhere Wahrscheinlichkeit, im Krankenhaus als zu Hause zu versterben (Coupland et al. 2011). Möglicherweise wird dies durch die Tatsache begünstigt, dass Migranten seltener einen Vorsorgeplan erstellen als einheimische Patienten, wobei aktuelle Daten aus Berlin nahelegen, dass das Grundproblem hierbei nicht die Sprache ist (Henke et al. 2015). Eine britische systematische Literaturübersicht spricht konkrete Empfehlungen aus, um die Versorgung am Lebensende für diese Gruppen zu verbessern, warnt aber gleichzeitig vor der Übernahme kultureller Stereotypen (Evans et al. 2012). Eine Gruppe des Forschungsbereichs Palliativmedizin Göttingen (Jansky et al. 2017) untersuchte die Zugangswege zur Palliativversorgung für Betroffene mit türkischer oder arabischer Herkunft in Niedersachsen; hierzu wurden mit qualitativer Methodik Kenndaten der Palliativeinrichtungen erhoben und Experten im Bereich der Gesundheitsversorgung von Menschen mit Migrationshintergrund befragt (nicht die Patient/innen selbst). Es konnten vielfältige Barrieren seitens der Betroffenen, des Gesundheitswesens und des gesellschaftlichen Rahmens dokumentiert werden, aus denen sich entsprechende Handlungsempfehlungen formulieren ließen. Es wird jedoch darauf hingewiesen, dass diese »nicht spezifisch für diese Gruppe, sondern [...] vermutlich für alle Patienten mit Migrationshintergrund« sind.

Auffallend ist, dass in vielen Untersuchungen die Einschätzungen von Angehörigen und/oder Fachpersonal erhoben werden, nicht aber die Meinung der betroffenen Menschen. Die Ergebnisse einer qualitativen Studie aus Berlin, die Betroffene selbst befragte, in diesem Fall russischsprachige Migrant/innen, zeigen, dass es diesen besonders wichtig ist, auch am Lebensende an ihre bisherige Lebensweise anknüpfen, das Geschehen um sie herum verstehen und daran teilhaben zu können. Was an Voraussetzungen dafür fehlt, sind oftmals die Möglichkeit zu muttersprachlicher Kommunikation, die Einbindung familiärer Unterstützung und der Zugang zu russischsprachigen Medien, Musik oder Literatur (PALQUALSUM 2016).

Diese Ermöglichung kann nur in der Zusammenarbeit von Hospiz- und Palliativeinrichtungen mit anderen fachspezifischen Diensten gelingen, wie sie im Kapitel »Vernetzung und Kooperation« (▸ Kap. 3) eingehend beschrieben wird. Wobei die letztgenannten Studienergebnisse kein kulturelles, sondern ein »Systemproblem« beschreiben (Zeitdruck/Ökonomisierung/mangelnde Kommunikation und Missverständnisse im Gesundheitswesen). Es ist bei solchen Untersuchungen immer darauf zu achten, dass keine willkürlichen, auf bloßen Vermutungen und kulturellen Klischees beruhenden Ausgrenzungen übernommen oder gefördert werden (Evans et al. 2012). Die 2016 in München und Umgebung durchgeführten Interviews mit Palliativpatient/innen weisen darauf hin, dass der Migrationshintergrund am Lebensende Sorgen verursachen kann, die von Hospiz- und Palliativmitarbeiter/innen unbedingt beachtet und ernst genommen werden müssen. Zentrale Punkte hierbei sind ein geringes Verständnis von Palliativversorgung, die Assoziation von »Lebensende« mit Leiden und Autonomieverlust, aber besonderes die Aufgabe, »zu Hause zu sterben« (Paal und Bükki 2017).

In der Hospiz- und Palliativarbeit wird des Öfteren hervorgehoben, dass für Patient/innen und die ihnen nahestehenden Menschen die Möglichkeit, im häuslichen Umfeld zu sterben, von großer Wichtigkeit ist (Schneider et al. 2015). Dabei ist zu beachten, dass der Begriff »Zuhause« bzw. »zu Hause sterben«

für Menschen mit Migrationshintergrund mehrdeutig sein kann. Ein/e Patient/in kann sich einerseits in Deutschland zu Hause fühlen, andererseits aber gleichzeitig das Verlangen nach (s)einem Zuhause im Heimatland oder -ort verspüren (Paal und Bükki 2017). Der Gedanke an das ursprüngliche »Zuhause« und an die »Rückkehr nach Hause« kann für ihn eine Quelle der Kraft darstellen, aber auch Sorgen und Leid verursachen.

Interviewausschnitt

Das geht hin und her, hin und her, mein Herz ist zerrissen zwischen Heimat und dem Zuhause hier. Das macht mich manchmal wirklich so traurig. Vor allem wenn ich krank bin, dann denke ich immer an meine Kindheit, wie schön das in (...) ist, aber wenn ich dann an hier denke, da gibt es so viele Sachen, wovon ich sehr gut profitieren kann, das ist dann wieder schwer.

(Frau, 53 Jahre)

Diese zwiespältige Situation wird auch als »Zweierlei-Zuhause-Syndrom« bezeichnet. Was genau steckt dahinter?

Eine Rückkehr in die Heimat würde den Verzicht auf bekannte Unterstützungsstrukturen bedeuten. Vor allem in Anbetracht des physischen Zustandes der Patient/innen wäre dies mit Risiken verbunden. Viele schwerkranke Menschen sind nach mehrjährigem Pendeln zwischen Krankenhaus und zu Hause und ständigen Arztbesuchen müde und möchten nichts anderes als Ruhe und eine symptomorientierte Behandlung. Gleichzeitig ist ihnen bewusst, dass ihnen entsprechende vergleichbare Leistungen in ihrer Heimat gar nicht oder nur in kostspieligen Privatkliniken zur Verfügung stünden. Und soziale Netzwerke durch Familie, Freunde, Nachbarn und Bekannte, die notwendige Stütze und Trost bieten, sind mittlerweile ebenfalls eher in

Deutschland verfügbar. Im ursprünglichen Zuhause kann so eine Stütze nach Jahrzehnten sehr brüchig geworden sein oder vollkommen fehlen. Zusätzlichen Seelenschmerz kann die Vermutung verursachen, dass die Rückkehr eines Schwachen und Gebrechlichen nicht willkommen ist, sondern eher auf diejenigen gewartet wird, die für sich selbst sorgen oder sogar anderen Hilfe bieten können. So haben Patient/innen mit Migrationshintergrund laut eigenen Aussagen häufig das Gefühl, »im System festzusitzen«.

Interviewausschnitte

Viele Leute sind schon in Rente gegangen, und jeder will natürlich in seinem Land sterben. Jeder will nach der Rente zurück in sein Land gehen. Aber leider müssen wir bleiben, weil jeder, fast jeder hat hier Kinder, Enkelkinder und und und …
(Frau, 54 Jahre)

Ich habe ein Haus in (…) von meinem Vater geerbt, aber ich habe es meiner Schwester gelassen. Meine Schwester hat zwei Kinder, und für die Kinder habe ich es ihr gelassen. Ich war krank. Ich kann nicht in (…) arbeiten oder etwas organisieren. Meine Tochter ist hier in Deutschland. Sie will nicht nach (…) gehen. Deshalb habe ich alles meiner Schwester überlassen (weint).
(Mann, 71 Jahre)

Selbst wenn es innerhalb eines Landes zu Migration kommt – aus einem Dorf in die Großstadt, vom Norden in den Süden –, kann dies zur Folge haben, dass man fern von zu Hause Heimweh verspürt. Viele Patient/innen denken im letzten Lebensabschnitt wieder vermehrt an ihre Kindheit und Ursprungsfamilie und der

Gedanke daran, nicht in der Heimat sterben zu können, kann Verbitterung und seelisches Leid hervorrufen. In dieser Situation kann es hilfreich sein, den Patienten/die Patientin darin zu unterstützen, eventuell verloren gegangene Beziehungen zu Familie, Kollegen- oder Freundeskreis zu aktivieren, die vertraute Gerichte kochen, Gegenstände aus der Heimat mitbringen, oder einfach besonders gut verstehen und spüren, was jetzt gerade wichtig und notwendig ist. Ist dies nicht möglich, kann es zumindest ein Schritt in die richtige Richtung sein, den Kontakt zu hier lebenden Landsleuten herzustellen, wie im folgenden Fallbeispiel aus der Praxis des Hospizdienstes DaSein e.V. in München beschrieben:

Fallbeispiel

Herr C., 62 Jahre alt, wurde über einen Arzt von der Palliativstation zur ambulanten Versorgung an uns vermittelt. Er war geschieden und hatte keinen Kontakt zu seinen Kindern. Das Palliativteam unterstützte Herrn C. mehr als sechs Monate lang in medizinischen und sozialrechtlichen Dingen, und ein Ehrenamtlicher besuchte ihn regelmäßig.

Wenige Wochen vor seinem Tod äußerte Herr C. den Wunsch, in seine Heimat zurückzukehren. Gleichzeitig war ihm bewusst, dass das nicht mehr möglich war, weil er dort keine Kontakte mehr hatte. In dieser Situation wandten wir uns an eine serbische Kulturvereinigung. Einer ihrer Mitarbeiter, der serbisch sprach, war gerne bereit, Herrn C., der inzwischen seine Wohnung nicht mehr verlassen konnte, in seinen letzten Wochen regelmäßig zu Hause zu besuchen.

Herr C. freute sich sichtlich über diese Besuche und wurde jedes Mal sehr lebhaft und gesprächig. Schließlich konnte der serbische Besucher ihm noch einen letzten Wunsch erfüllen: Ein Bekannter brachte Erde aus seiner Heimat für Herrn C. mit.

Kurz danach verstarb Herr C. und wurde in München beigesetzt.

Wenn ehren- und hauptamtliche Mitarbeiter/innen diesem Problem nicht die nötige Aufmerksamkeit schenken, kann sich auch die beste palliative Behandlung als erfolglos erweisen. Dabei ist es wesentlich, bei der Anamnese (▸ Kap. 3) Fragen nach einem möglichen Migrationshintergrund mit der nötigen Sensibilität zu formulieren, zum Beispiel:

»Sie wohnen aktuell hier in (...). Gibt es noch einen anderen Ort, an dem Sie sich zu Hause fühlen?«

In dieser Frage steckt kein Hinweis auf eine Gruppenzugehörigkeit, der als diskriminierend oder stereotypisierend empfunden werden könnte. Dennoch erhält man Auskunft über eventuell vorliegende Migrationserfahrungen. Des Weiteren können Fragen gestellt werden, die mit Zuhause, Heimatgefühl und möglichem Heimweh verbunden sind. Hierbei muss berücksichtigt werden, dass Heimweh so schmerzhaft sein kann, dass die Menschen sich jahrzehntelang darin geübt haben, weder daran zu denken noch darüber zu sprechen. Deshalb ist es wichtig, auch nonverbale Signale wahrzunehmen: Augen, die sich mit Tränen füllen, der Griff nach einer Packung Zigaretten und anderes.

2 Voraussetzungen und Qualifizierung für kultursensible Begleitung

Kulturelle Sensibilität stellt für alle haupt- und ehrenamtlichen Palliativ- und Hospizmitarbeiter/innen eine notwendige Fähigkeit dar (Cain et al. 2018). Um diese zu fördern bzw. zu entwickeln, müssen sowohl auf der institutionellen als auch der persönlichen Ebene Bewusstsein und Akzeptanz für die gesellschaftliche Vielfalt geschaffen werden – in Form von Schulungen und Weiterbildungen zu kultureller Kompetenz. Das ist ein wichtiger Schritt, um im Kontakt mit Patient/innen und ihren Angehörigen ein »Fremdeln« zu vermeiden (Koffman 2014).

Gleichzeitig gilt es, sich darüber im Klaren zu sein, dass sie in den letzten Jahrzehnten als Resultat einer gesellschaftlichen und institutionellen Entwicklung gewachsene Palliativkultur, ungeachtet ihrer hoch gesteckten Ziele, weder die Ansichten noch die Werte aller Mitglieder der Gesellschaft abbildet. Politik und Institutionen treffen ihre Entscheidungen ausgehend von den Werten und Normen der sogenannten Leitkultur, nicht berücksichtigend, dass nicht alle hier lebenden Menschen im gleichen Maße diese Kultur verinnerlicht haben und integriert sind. Daraus ergibt sich, dass es in der Hospiz- und Palliativarbeit keine Standardsituationen und -lösungen geben kann. Die Suche nach Antworten auf die Frage: »Was braucht dieser Mensch?« beginnt grundsätzlich mit dem Kennenlernen des/der konkreten Patienten/Patientin und der ihm/ihr nahestehenden Menschen.

Offenheit und Toleranz nehmen dabei unter anderen Fähigkeiten eine zentrale Stellung ein, während Vorurteile oder unreflektierte Vorkenntnisse Hemmnisse bei der Kontaktaufnahme mit Menschen darstellen. Es ist ein verständliches Bedürfnis gerade auch von Menschen in helfenden Berufen, sich sicher zu fühlen in Bezug auf das, was sie tun. Daraus entsteht leicht das Bedürfnis, Menschen nach bestimmten Kategorien einzuteilen (»Alle Türken/Muslime/... sind ...«) und daraus allgemeine »Handlungsanweisungen« abzuleiten. Doch kein Mensch ist wie der andere, nicht einmal innerhalb einer Religionsgemeinschaft oder gesellschaftlichen Schicht. Ein bayerischer Katholik, der auf einem Bauernhof groß geworden und dort sein ganzes Leben verbracht hat, wird im Sterben vermutlich andere Bedürfnisse haben als ein bayerischer Katholik, der als Banker nach Hongkong gegangen ist.

Es ist ein Balanceakt, einerseits um mögliche kulturelle Bedürfnisse zu wissen, und dabei gleichzeitig eine offene und fragende Haltung zu bewahren.

Ein Beispiel aus Kanada belegt den Bedarf an transkultureller Bildung und Diversität bei Hospizbegleitern (Jovanovic 2012). Qualitative Interviews ostasiatischer Hospizbegleiter in Berlin bestätigten diese Ergebnisse aus dem Blickwinkel einer ethnisch definierten (aber dennoch inhomogenen) Kohorte (Henke et al. 2015). Ein Kernthema ist die Kenntnis und Akzeptanz unterschiedlicher Vorstellungen von Krankheit, medizinischer Behandlung, Aufklärung und Autonomie seitens der Beteiligten im Gesundheitswesen (Kai et al. 2011), wobei das Verhältnis von ethnischer Herkunft und Wunsch nach Autonomie bzw. tatsächlichem Gesundheitsverhalten komplex und schwer vorhersehbar ist (Volker 2005).

Eine kultursensible Palliativ- und Hospizarbeit richtet sich nicht ausschließlich an Menschen mit Migrationshintergrund.

Sie stellt die grundsätzliche innere Bereitschaft dar, alle Weltanschauungen und Lebensweisen zu tolerieren, zu respektieren und zu akzeptieren, auch wenn sie sich von den eigenen gesellschaftlichen, institutionellen oder persönlichen Normen sehr unterscheiden können.

Toleranz

Toleranz bedeutet Respekt, Akzeptanz und Anerkennung der Kulturen unserer Welt, unserer Ausdrucksformen und Gestaltungsweisen, unseres Menschseins in all ihrem Reichtum und ihrer Vielfalt. Gefördert wird sie durch Wissen, Offenheit, Kommunikation und durch Freiheit des Denkens, der Gewis-

sensentscheidung und des Glaubens. Toleranz ist Harmonie über Unterschiede hinweg.
(UNESCO 1995)

Fragen nach der Religionszugehörigkeit oder dem Kulturkreis, in dem jemand geboren wurde, können dabei erste Hinweise auf mögliche Bedürfnisse geben, greifen aber letztlich zu kurz. Relevanter sind Fragen wie:

- Wo und wie ist dieser Mensch aufgewachsen?
- Was hat er erlebt und was hat ihn geprägt?
- Was sind seine persönlichen Lebensthemen?
- Was ist jetzt wirklich der Wunsch des Patienten/der Patientin, und was ist möglicherweise nur meine eigene Erwartung?

Diese Haltung des sich in andere Hineinversetzens, des Perspektivwechsels ist eine unabdingbare Voraussetzung für jede Arbeit mit Menschen mit oder ohne Migrationshintergrund und muss bewusst unter fachlicher Anleitung und mit der Möglichkeit der Reflexion allein und in der Gruppe eingeübt werden. Nur so ist es möglich, das ganz individuelle Gefüge, in dem eine Person lebt und das darüber entscheidet, welche Bedürfnisse sie am Lebensende haben wird, zu beleuchten und entsprechend zu handeln.

2.1 Die Vorbereitung von Haupt- und Ehrenamtlichen

Qualifizierung ist im Ehren- wie im Hauptamt eine Grundvoraussetzung und in §39a SGB V geregelt. Die Bildungsmaßnahmen beinhalten auch das Thema Kultursensibilität. Dabei ist der wichtigste Aspekt im Vorbereitungsprozess zur Palliativ- und Hospizarbeit Selbstreflexion. Das Sich-bewusst-Werden der eigenen Identität und Vorlieben, aber auch der eigenen Grenzen steht im Mittelpunkt jeder Schulung zur kultursensiblen Arbeit.

Im ersten Schritt geht es darum, sich den eigenen Ausgangspunkt bewusst zu machen:

- Woher stamme ich?
- Wo sind meine Wurzeln?
- Welche Erfahrungen habe ich in meinem Leben gesammelt?
- Wie gehe ich mit Neuem, Ungewohntem um?
- Welche Erfahrungen habe ich mit »Fremden« gemacht?
- Habe ich mich selbst schon einmal »fremd« gefühlt?
- Wie reagiere ich generell in kritischen Situationen?

Nur das bewusste Überdenken des eigenen Hintergrundes, der persönlichen Ressourcen und Grenzen kann die Grundlage bilden für die Um- und Rücksicht, die notwendig ist, um Unterschiede zu verstehen und in die Handlungsabläufe mit einzubeziehen. Zum Reflexionsprozess gehört weiterhin, die eigenen Vorurteile und Ängste zu kennen, aber auch zu wissen, wie die automatischen Verhaltensmuster aussehen, insbesondere in Bezug auf Themen wie:

- das Bitten um und das Annehmen von Hilfe
- das Fällen wichtiger Entscheidungen
- das Erleben von Schmerz, Leiden und deren Bedeutung im Laufe des Lebens
- Präferenzen im Zusammenhang mit kurativer und/oder palliativer Behandlung
- Gedanken an den Tod und deren Bedeutung im eigenen Leben
- persönliche Einstellungen zum Thema Sterbehilfe

- Abschiedsrituale, Vorstellungen von Begräbnis und letzter Ruhestätte.

Persönliche Entscheidungen werden von der Lebenserfahrung, Lebensweise und -situation, den spirituellen-religiösen Überzeugungen und der allgemeinen Weltanschauung beeinflusst. Bei der Analyse seiner persönlichen Verhaltensmuster und Vorlieben ist es wichtig zu verstehen, dass auch die festgefahrenen Muster eine neue Bedeutung bekommen und revidiert werden können, wenn sich die Lebenssituation verändert. In einer kritischen Situation kann es von unserer Anpassungsfähigkeit abhängen, ob wir am Leben bleiben oder nicht. Auch um Patient/innen adäquat unterstützen zu können, kann die Bereitschaft zu Richtungsänderungen elementar sein.

Menschen aus anderen Ländern und Kulturkreisen zu begleiten heißt nicht notwendig eine Veränderung des Begleitungsansatzes:
Wenn es der Kernpunkt von Hospiz- und Palliativarbeit ist, jede/n Schwerkranke/n oder Sterbende/n, jede Familie wirklich da abzuholen, wo sie stehen, auf den jeweiligen einzelnen Menschen und sein System einzugehen – dann braucht es für die Arbeit mit Menschen mit Migrationshintergrund keine grundlegend davon verschiedene Haltung, sie unterliegt nur anderen Herausforderungen und Rahmenbedingungen.

2.2 Anpassungen in der Begegnung

Deutschland besitzt eine sehr heterogene Bevölkerungsstruktur, im Jahr 2016 hatten etwa 22 % der hier Lebenden einen Migrationshintergrund. Vor allem in den Ballungsräumen, aber immer mehr auch in ländlichen Regionen leben Menschen, die nicht in Deutschland geboren wurden oder deren Muttersprache nicht Deutsch ist. Von den Bürger/innen in München beispielsweise sind 27,6 % Migrant/innen und 15,5 % Deutsche mit Migrationshintergrund (Stand: 31.12.2017). Dabei sind die vier größten ausländischen Bevölkerungsgruppen Türken, Kroaten, Griechen und Zuwanderer/Zuwanderinnen aus Bosnien und Herzegowina. Insgesamt leben in Stadt und Landkreis München Menschen aus 180 verschiedenen Nationen. Entsprechend viele kulturelle, religiöse und persönliche Weltanschauungen finden sich hier zusammen.

Die Politik weist konsequent auf die Notwendigkeit hin, Menschen mit Migrationshintergrund in die Gesellschaft zu integrieren (AFP 2017). Dabei zeigt sich, dass ein Großteil der Integration jedoch außerhalb staatlicher Programme stattfindet. Ob sich Einwanderer in die deutsche Gesellschaft eingliedern, hängt sowohl von ihrer inneren Motivation ab als auch von der Offenheit und Toleranz, die die einheimische Bevölkerung ihnen entgegenbringt. Ein gewisses Maß an Anpassung an die örtliche Arbeitswelt und gesellschaftliche Normen ist notwendig, um den Alltag gut bewältigen zu können.

Viele Menschen erleben zurzeit zunehmende Gefühle von Bedrohung, durch allgemeine Ängste in Bezug auf weltweite Kriege und Auseinandersetzungen sowie existenzielle Herausforderungen wie drohende oder bereits eingetretene Arbeitslosigkeit, finanziellen Abstieg und mangelnde Versorgungssicherheit im Alter. In Anbetracht dieser gesellschaftlichen Entwicklung gilt es zu bedenken, dass nicht nur Menschen mit Migrationshintergrund, sondern auch alle anderen Mitglieder der Gesellschaft das Gefühl von Entfremdung erleben.

Sich schnell vollziehende Veränderungen verlangen unserer Gesellschaft ein hohes Maß an Anpassung auf individueller, institutioneller und gesellschaftlicher Ebene ab. Nicht jeder ist dem gewachsen und Gefühle der Überforderung können sich auch in Ablehnung und Hass allem Fremden gegenüber manifestieren.

Anpassung hingegen ist die Fähigkeit, mit neuen Situationen, einer neuen Lebensweise, neuen Menschen und Regeln zurechtzukommen. Von zu Hause mitgebrachte Vorstellungen und Werte bedürfen einer neuen Einordnung und Bewertung. Dies muss aktiv und reflektiert geschehen, um nicht der Versuchung nachzugeben, blind an gewohnten Überzeugungen festzuhalten. Widerstände können dann entstehen, wenn zu viele Änderungen gleichzeitig stattfinden.

2.3 Wissen um die individuelle Migrationsbiografie

Das Wissen darum, warum jemand seine ursprüngliche Heimat verlassen hat, auf welchem Weg er hierher nach Deutschland gekommen ist und wie er sich hier aufgenommen fühlt, ist mindestens so wichtig, wie seine Religions- und Kulturzugehörigkeit zu kennen:

Ein mit Visum und Arbeitserlaubnis eingereister indischer IT-Spezialist, der aus freien Stücken Indien verlassen hat, um hier eine neue berufliche Chance wahrzunehmen, wird emotional in anderer Verfassung sein als ein Syrer, dessen Zuhause ausgebombt wurde, dabei seine Familie verloren hat und schließlich unter Lebensgefahr per Schlauchboot über das Mittelmeer nach Europa geflohen ist – und sich hier nicht willkommen fühlt.

Manche Geflüchtete sind Jahre unterwegs, bevor sie irgendwo aufgenommen werden, und haben auf ihrem Weg zahlreiche Verluste und Traumatisierungen erlebt, die kaum in Worte zu fassen sind und die Betroffene physisch und psychisch nachhaltig verändern. Das betrifft momentan vor allem (Kriegs-) Flüchtlinge aus Syrien und Afghanistan, aber auch viele Afrikaner, die in ihrer Heimat keinerlei Zukunftsperspektive für sich sehen und in der Hoffnung auf ein besseres Leben nach Europa kommen.

Eine große Gruppe von Zuwanderern/Zuwanderinnen, die jetzt in das Alter kommen, in dem Sterben und Tod näher rücken, sind die Arbeitsmigranten, die in den 1950er- bis 1970er-Jahren als sogenannte »Gastarbeiter« von deutschen Firmen angeworben wurden. Ursprünglich mit der Absicht nach Deutschland gekommen, ein paar Jahre hier zu arbeiten, gut zu verdienen und dann zurück in die Heimat zu gehen, haben viele im Laufe der Zeit ihre Familie nachgeholt bzw. hier eine gegründet und ihren Lebensschwerpunkt dauerhaft nach Deutschland verlagert. Dies ging oft mit der Folge einher, dass sie inzwischen in ihrer ursprünglichen Heimat nicht mehr richtig zu Hause sind, hier aber – aufgrund mangelnder Sprachkenntnisse und/oder gegenseitiger Vorurteile/Berührungsängste – auch nie richtig heimisch geworden und wenig integriert sind. Mit zunehmendem Alter und besonders im Falle schwerer Erkrankung kann die »Rückkehrillusion« dann endgültig platzen, wenn das Reisen bzw. ein Umzug körperlich nicht mehr möglich ist oder im Heimatland keine angemessene medizinische Versorgung gewährleistet wäre. Auch wenn diese Menschen keine traumatische Flucht hinter sich haben, sind sie doch häufig durch vielfältige Verluste, Enttäuschungen und ein Gefühl des – hier wie dort – Fremdseins geprägt.

Eine sehr heterogene Gruppe von Zuwanderern/Zuwanderinnen stellen die sogenannten »Spätaussiedler« bzw. Russlanddeutschen dar. Sie sind nach 1993 aus den Ländern gekommen, die aus der ehemaligen Sowjetunion und den anderen Ostblockstaaten hervorgegangen sind. Je nachdem, woher sie stammen, können zwischen ihnen große kulturelle Unterschiede bestehen. Obwohl sie als deutsche Staatsangehörige einen gesicherten Aufenthaltsstatus haben, sind sie oftmals nicht gut integriert und leiden darunter. Sie haben ihre alte Heimat verlassen – sind aber nicht wirklich in der neuen angekommen. Angeboten von Hospiz- oder Palliativeinrichtungen stehen sie häufig skeptisch gegenüber: einerseits, weil die Familie in der Versorgung kranker und sterbender Angehöriger eine zentrale Rolle spielt und man »niemanden abgibt«; andererseits, weil sie Gesundheitseinrichtungen gegenüber nicht selten ein grundsätzliches Misstrauen entgegenbringen, das auf Erfahrungen in ihrem Herkunftsland beruht.

Eine besondere Gruppe von Migrant/innen stellen die sogenannten »Vertriebenen« dar, da diese inzwischen ein höheres Lebensalter erreicht haben und deren traumatische Migrationserlebnisse oftmals gerade am Lebensende noch einmal große Bedeutung bekommen.

In der Regel haben die Betroffenen direkt im Anschluss an Flucht oder Vertreibung alle ihre Kräfte darauf verwendet, sich eine neue Existenz aufzubauen, eine Familie zu gründen und zu versorgen. Um das schaffen zu können, mussten sie die erlittenen seelischen und körperlichen Traumata möglichst vergessen oder zumindest die Erinnerung daran unterdrücken. Solange diese Menschen mitten im Leben standen, funktionierte das auch gut, doch im Alter wird das Verdrängte nicht selten wieder bewusst – mit allen dafür typischen körperlichen und seelischen Symptomen. Auslöser dafür können Schlüsselreize wie Geräusche, Bilder oder Jahrestage sein – aber auch zum Beispiel der russische Pfleger, dessen Akzent schreckliche Erinnerungen an erlebte oder befürchtete Gräuel sowjetischer Soldaten hervorruft.

Für haupt- und ehrenamtliche Mitarbeiter/innen einer Hospiz- oder Palliativeinrichtung ergibt sich daraus, dass die Frage nach einem Migrationshintergrund nicht nur bei Patient/innen, die offensichtlich aus einem anderen Kulturkreis stammen, angebracht sein kann.

2.4 Hintergrundwissen über Religionen und Traditionen

In den Kultur-, Sozial- und Religionswissenschaften werden Gruppen nach unterschiedlichen äußeren Aspekten wie Territoriums- und Sprachgrenzen, ethnischem Hintergrund oder der Zugehörigkeit zu einer religiösen Gemeinschaft definiert (Helman 2006, 156 ff). Man betrachtet die Rituale und Zeremonien, die für diese Gruppe charakteristisch sind, während gruppeninterne Unterschiede und Widersprüche in der Regel zugunsten allgemeiner Informationen vernachlässigt werden. Viele Kulturtheoretiker haben bereits gewarnt, dass reines »Faktenwissen« für das offene und vorurteilsfreie Zugehen auf Menschen mit Migrationshintergrund hemmend sein kann (Galanti 2000; Gunaratnam 2003; Paal 2012; Koffman 2014). Der Pflegewissenschaftler Larry Purnell geht sogar davon aus, dass bewusste Unkenntnis teilweise besser ist als unbewusste Kenntnis (Purnell 2002; Paal 2012).

Schulungen zum Thema kulturelle Sensibilität können aber auch das Gegenteil bewirken und Hass, Widerstand und sogar Belächeln als versteckte Bedeutungsmuster hervorrufen (Barasi 2017). Daher bedürfen Schulungen zu diesem Thema einer besonders sorgsamen und reflektierten Vorbereitung, um die Teilnehmer/innen zu sensibilisieren und ihre Fähigkeit zu stärken, gleichzeitig gruppenspezifische Merkmale zu berücksichtigen und offen zu bleiben für die Individualität des einzelnen Menschen.

In einer vielfältigen Gesellschaft sind Menschen mit unterschiedlichem kulturellem und religiösem Hintergrund nicht territorial getrennt, sondern über Familien, Arbeit und unterschiedliche Freizeitaktivitäten eng miteinander verflochten. Hinzu kommt, dass sich – wie bei Christen auch – die religiösen Überzeugungen und Präferenzen von Muslimen, Juden oder Hindus individuell stark unterscheiden. Einige beteiligen sich am Gemeindeleben, andere sehen sich Gottesdienste im Fernsehen an, wieder andere haben grundsätzlich keinen Zugang zu institutionalisiertem Glauben oder stellen zentrale Glaubenselemente wie die Hoffnung auf ein Leben nach dem Tod in Frage. Eine weitere Gruppe findet erst (oder wieder) durch die Erkrankung den Weg zur Religion.

Interviewausschnitte

Ich bin weder katholisch noch evangelisch, was aber nicht heißt, dass ich nicht gläubig bin. Also ich glaube schon an Gott und bete und mache und tue, das ist kein Thema, aber ich gehe nicht in die Kirche.
(Frau, 73 Jahre)

Ich bin zu Hause gläubig erzogen worden. Diesen Glauben aber, diesen Kirchenglauben habe ich abgelegt im Laufe der Zeit. Für mich ist nur eins wichtig: Gott. Und dieser Gott, den gibt es in allen Ländern, überall. Der wird halt anders bezeichnet, aber es ist einfach die göttliche Kraft und Macht. Sie hat mich ein Leben lang begleitet, vielleicht manchmal etwas weniger, manchmal mehr.
(Frau, 73 Jahre)

Ja, also, bei der Kirche bin ich schon. Ich habe mich nicht, wie nennt man das, ich bin nicht ausgetreten. Aber in die Kirche gehe ich selten.
(Mann, 62 Jahre)

Untersuchungen aus dem europäischen Raum (la Cour und Hvidt 2010), aber vor allem die im Rahmen der Studie (Paal und Bükki 2017; vgl. Abschnitt 1.2) mit Patient/innen geführten Gespräche haben gezeigt, dass sich die Bedeutung von Religion je nach Lebenssituation wesentlich ändern kann. Religion kann – wie andere gesellschaftliche Angebote auch – entweder bedarfsgemäß »konsumiert« werden oder auch gar keine Rolle spielen. Für viele Menschen mit Migrationshintergrund ist es charakteristisch, die eigene Kultur und Religion der Kultur und den Traditionen des Landes, in das sie eingewandert sind, gegenüberzustellen.

Interviewausschnitt

Ich meine, ich befolge die muslimischen Regeln, aber ich folge auch den christlichen, weil die Christen sind ja auch Menschen, genau wie die Muslime.

Ich finde, der Islam ist sehr gut, weil alles, was im Koran steht, das ist richtig, wenn man es richtig macht. Aber bei den Christen ist es genauso.

Zum Beispiel steht im Koran, man soll immer nett zu seinen Nachbarn sein, und in der Bibel steht das auch. Man soll seine Nachbarn unterstützen, freundlich sein.

Im Koran steht, du darfst nicht stehlen, in der Bibel steht auch, du darfst nicht stehlen.

Alles genau das Gleiche, es sind nur andere Propheten. Der Islam denkt an Muhammad, und die anderen denken an Jesus. Aber ein Mensch ist ein Mensch.

Ich akzeptiere den Islam, er ist gut, aber ich akzeptiere auch, was die Christen sagen oder machen, das sind genauso Menschen und sehr nett, sehr hilfsbereit.

Ich glaube, ich bin nicht wirklich Muslim, denn ich glaube an Allah und den Prophet Muhammad, aber ich bin sicher, der Islam ist nicht so gut, wie der IS meint. Weil wenn man überlegt: In den muslimischen Ländern ist vieles schlecht: Da ist viel Faulheit und Schmutz in den arabischen Ländern. In Europa ist das anders, überall ist es sauber, überall ist es korrekt.

Aber Mensch ist Mensch für mich. Ich akzeptiere den Koran, ich akzeptiere auch andere Religionen, die sind genauso gut.

(Mann, 73 Jahre)

Solche Vergleiche können Verwirrung stiften und Fragen nach den eigenen Wurzeln, nach der eigenen Kultur und Religion aufwerfen. Sie können zu Entfremdung führen, aber auch zu einer intensiven Auseinandersetzung und Identifikation mit dem eigenen Hintergrund.

Die Weltreligionen haben unterschiedliche Auffassungen, welche Rituale am Ende des Lebens notwendig sind, was einen »guten Tod« darstellt und was aus den Menschen am Ende ihres irdischen Weges wird.

Im Unterschied zu Gemeindepastoren müssen Palliativ- und Hospizmitarbeiter/innen eine andere Offenheit an den Tag legen, wenn Patient/innen sich am Ende ihres Lebens mit völlig neuen Richtungen beschäftigen: Sei es, dass das Weltbild oder die religiöse Einstellung eines Patienten/einer Patientin plötzlich von einer neuen Glaubensrichtung, einer New-Age-Sekte oder Internetgemeinschaft beeinflusst wird. Sei es, dass ein Mensch, der sich sein Leben lang ausschließlich in schulmedizinische Behandlung begeben hat, plötzlich sehr offen für Methoden der Alternativmedizin wird. Immer mehr Personen haben im Laufe ihres Lebens einen Flickenteppich spiritueller und kultureller Vorstellungen gewoben, in dem außer religiösen auch philosophische oder esoterische Weltanschauungen zum Tragen kommen können. Auf dieser Basis denken Menschen über die Entstehungsgründe ihrer Erkrankung nach und/oder entwickeln Vorstellungen davon, welche Behandlungsstrategien gewählt werden sollten. Dabei handelt es sich um individuelle Visionen, die eng mit dem Lebenslauf des Einzelnen, auch mit einem eventuellen Migrationshintergrund, verbunden sind. All dies ist im Rahmen einer Begleitung und Therapie zu berücksichtigen, um Patient/innen und ihren Bedürfnissen wirklich gerecht zu werden.

2.5 Essen – ein Mittel gegen Heimweh

Essen ist etwas, das alle Menschen tun und das im Leben der meisten eine wichtige Rolle in Bezug auf Wohlgefühl und soziales Miteinander spielt. Nahrungsaufnahme geht weit über die bloße Befriedigung physiologischer Bedürfnisse hinaus. Dabei sind unsere Essensgewohnheiten untrennbar mit der Kultur, aus der wir stammen, verbunden. Dementsprechend stellt der Verzicht bzw. die Zurückweisung von Nahrung ein deutliches Zeichen dar, wohingegen gemeinsames Essen, das Teilen einer Mahlzeit, Menschen – auch kulturübergreifend – verbindet.

Gerade beim Essen von vertrauter Nahrung, deren Geruch und Geschmack sie an ihre Heimat erinnern, können Menschen mit (und ohne) Migrationshintergrund Gefühle von Verbundenheit mit ihren Wurzeln (wieder)erleben. Und besonders in Krisenzeiten, wie eine lebensbedrohliche Krankheit sie darstellt, sind »Lieblingsgerichte« ein nicht zu unterschätzender Aspekt von Lebensqualität, denn sie stärken nicht nur den Körper, sondern nähren auch die Seele und tragen so zur inneren Stabilisierung bei. Das Wissen um diesen Doppeleffekt des Essens existiert in allen Kulturen. Daraus ergibt sich der Wunsch von Familienangehörigen und nahestehenden Personen, der/die Kranke möge essen, damit er/sie wieder zu Kräften kommt.

Das kann zu Konflikten führen, wenn ein/e Patient/in am Ende seines Lebens krankheitsbedingt den Appetit verliert und nicht mehr essen möchte. Dann ist es wichtig zu wissen und sowohl dem Patienten/der Patientin und den Angehörigen zu vermitteln, dass dieser Mensch nicht stirbt, weil er nicht isst, sondern dass er nicht isst, weil er stirbt. Nichtessen in dieser Situation ist natürlich und in Ordnung.

Wie überall können auch in der Hospiz- und Palliativarbeit das Zubereiten traditioneller Gerichte und gemeinsames Essen Menschen mit und ohne Migrationshintergrund (wieder) ein Gefühl der Verbundenheit vermitteln. Die Erfahrung zeigt, dass dabei nicht unbedingt das Gericht selbst, sondern vor allem die damit verbundenen Gerüche und der traditionell gedeckte Tisch das sind, was (zumindest vorübergehend) helfen kann, innere Ruhe zu finden. Das verdeutlicht das folgende Fallbeispiel aus der Praxis des Hospizdienstes DaSein e.V. in München:

Fallbeispiel
Frau D. kam mit 25 Jahren aus Kroatien nach Deutschland und arbeitete mehr als 35 Jahre in der Küche eines Krankenhauses. Als ihr Lungenkarzinom nicht mehr therapiert werden konnte, vermittelte sie der Krankenhaussozialdienst an uns. Frau D. war nicht verheiratet und hatte keine Kinder, wurde aber von ihrer hier lebenden Nichte betreut.

Eine ehrenamtliche Hospizmitarbeiterin, die selbst Migrationshintergrund hat, besuchte sie regelmäßig und begleitete sie bei Erledigungen. Als die Nichte für einige Wochen mit ihren Eltern nach Kroatien reiste, riefen wir Frau D. regelmäßig an, besuchten sie häufiger und organisierten eine Essenversorgung für sie. Ganz wichtig war es für sie, dass wir bei den Besuchen Spezialitäten aus ihrer Heimat probierten und sie dann erzählen konnte, wie sie zubereitet wurden. Wir haben uns bei diesen Kontakten bewusst mit unserer unterschiedlichen Herkunft wahrgenommen, geschätzt und sehr viel miteinander gelacht.

Bei der Beratung und Unterstützung Kranker ist die besondere Rolle der Nahrung zu berücksichtigen, wobei jedoch das Prinzip der Vielfältigkeit auch hier nicht vergessen werden darf. Menschen mit Migrationshintergrund entscheiden aufgrund eigener Erfahrungen, welchen Ernährungsratschlägen aus beiden Kulturen sie in welchem Umfang folgen wollen.

2.6 Zuhören, wertschätzen und aushalten

Bestmögliche Begleitung und Versorgung von Patient/innen gelingt nur in einem Umfeld des Vertrauens, in dem sich die Menschen öffnen und ihre Bedürfnisse äußern können. Dazu gehört es, dass sie angstfrei über ihr Leben, ihre Migrationsgeschichte und ihre Überzeugungen sprechen können (Gysels et al. 2012; Gunaratnam 2003; Thomas et al. 2008; Florea 2012).

Für hauptamtliche Mitarbeiter/innen von Hospiz- und Palliativdiensten empfiehlt es sich, sich auf das Erstgespräch vorzubereiten, indem sie Recherchen über das Heimatland des Patienten/der Patientin anstellen und diese Informationen gegebenenfalls auch an die Ehrenamtlichen weitergeben. Dazu gehören zum Beispiel: die geografische Lage, Landschaften, Einwohnerzahl, Hauptstadt und größere Städte, aber auch, ob es sich um eine monoethnische oder heterogene Gesellschaft handelt und welche religiösen Gruppen dominieren.

Schon minimale Vorkenntnisse helfen, das Gespräch aufzunehmen und Fragen besser zu formulieren, denn Patient/innen sind nicht per se Geschichtenerzähler. Wichtig ist, diese Vorinformationen ausschließlich als Türöffner zu verstehen, falls ein

Gespräch anderweitig nicht in Gang kommt. Auf keinen Fall geht es darum, sich im Vorfeld ein festes Bild des Patienten/der Patientin zu machen. Ist das Gespräch erst einmal angestoßen, werden die Werte der einzelnen Person, die Grundlagen von Entscheidungsfindung, aber auch mögliche Ursachen für Trauer sowie Kraftquellen sehr viel schneller offenbar. Dabei erfordern auch die Themen Aufmerksamkeit, auf die der Patient/die Patientin nicht eingehen möchte. Ungeteilte Anwesenheit und aktives Zuhören sind wesentliche Aspekte, um eine Atmosphäre gegenseitigen Vertrauens zu schaffen.

In der Palliativ- und Hospizarbeit nehmen individuell geprägte Begriffe wie »Lebensqualität« und »die Würde des Einzelnen« einen wichtigen Platz ein. Was dies für den jeweils Betroffenen bedeutet, kann nur er selbst wissen. Es kommt vor, dass Menschen mit Migrationshintergrund – und nicht nur diese – im Kontext der Palliativ- und Hospizbegleitung zum ersten Mal die Erfahrung machen, dass sich jemand ernsthaft und authentisch für ihren ganz individuellen Lebensweg und ihre Wertewelt, unabhängig von ihrer Hautfarbe oder Herkunft interessiert:
»Was wäre aus mir geworden, wenn ich die Heimat nicht verlassen hätte?« – »Hätte ich ein besseres Leben gehabt, wäre ich wohlhabender, erfolgreicher geworden?« – »Oder hätte ich interessante Kontakte und Ereignisse nie erfahren dürfen?«
Diese Fragen können sozialen und seelischen Schmerz hervorrufen. Präsenz und aufmerksames Zuhören, das Wahrnehmen des Patienten/der Patientin als der Mensch, der er/sie ist, können dabei unterstützen, Lebensereignisse noch einmal neu zu bewerten und dem Leben einen Sinn zu geben.

3 Vernetzung und Kooperation

Grundlage für eine erfolgreiche kultursensible Hospiz- und Palliativarbeit ist eine gute Zusammenarbeit zwischen den unterschiedlichen Organisationen und Interessenvertretungen, die an dem Prozess der Begleitung und Versorgung beteiligt sind.

Eine Kernkompetenz der Hospiz- und Palliativeinrichtungen besteht daher in der Vernetzung und Koordination verschiedener Hilfs- und Unterstützungssysteme. Der erste Schritt zur Implementierung von Kultursensibilität in die Hospiz- und Palliativarbeit besteht darin, mit den – je nach den strukturellen Gegebenheiten vor Ort – existierenden Fachdiensten in Kontakt

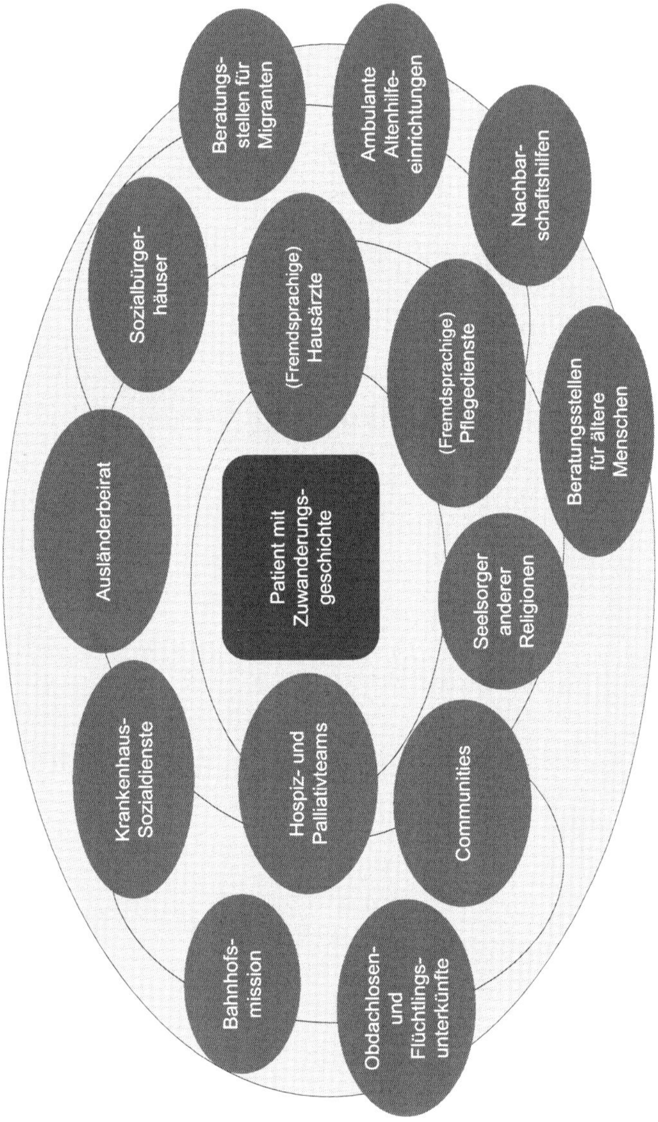

Ausländerbeirat
Krankenhaus-Sozialdienste
Sozialbürger-häuser
Bahnhofs-mission
Beratungs-stellen für Migranten
Patient mit Zuwanderungs-geschichte
Hospiz- und Palliativteams
(Fremdsprachige) Hausärzte
Obdachlosen- und Flüchtlings-unterkünfte
Ambulante Altenhilfe-einrichtungen
Communities
(Fremdsprachige) Pflegedienste
Seelsorger anderer Religionen
Nachbar-schaftshilfen
Beratungsstellen für ältere Menschen

Abb. 1: Vernetzung und Kooperation mit migrationsspezifischen Fachdiensten: Wünschenswertes Hospiz- und Palliativnetzwerk für Patienten mit Zuwanderungsgeschichte (modifiziert nach Rösch 2016, S. 53)

zu gehen, sie über das Vorhaben zu informieren und sich auszutauschen. Nur mit einem bestehenden Netzwerk aus tragfähigen Beziehungen kann praktische kultursensible Hospiz- und Palliativarbeit gelingen.

Zu diesem Netzwerk gehört in der Begleitung von Zuwanderern/Zuwanderinnen unbedingt auch die Kooperation mit migrationsspezifischen Fachdiensten.

Diese sind meist erste Anlaufstellen für krisenhafte Situationen bei Menschen mit Zuwanderungsgeschichte, sie genießen oftmals das Vertrauen der Patient/innen und vermitteln ihre Klienten bei Bedarf an Hospiz- und Palliativeinrichtungen weiter. Zu diesen Fachdiensten zählen Beratungsstellen für Migrant/innen, die Sozialbürgerhäuser der Kommunen, ambulante Altenhilfeeinrichtungen, Sozialdienste der Krankenhäuser, fremdsprachige Hausärzte und Pflegedienste, Bahnhofsmissionen, sozialpsychiatrische Dienste, Obdachlosen- und Flüchtlingsunterkünfte, Nachbarschaftshilfen. Ohne sie wäre der Zugang zu schwerkranken Menschen mit Migrationsgeschichte oftmals nicht möglich.

Um Palliativpatient/innen eine selbstbestimmte letzte Lebensphase zu ermöglichen, ist es notwendig, ein geeignetes Unterstützungsnetzwerk (▸ Abb. 1; vgl. Rösch 2016, S. 53) aufzubauen und zu koordinieren. Dieses muss ausgerichtet sein auf die jeweiligen persönlichen und – genauso wichtig – familiären Bedürfnisse und bedarf kontinuierlich der Anpassung an die fortschreitende Erkrankung. Wichtig ist dabei, anhand einer migrationsspezifischen Anamnese (vgl. Domenig 2007, S. 309) möglichst früh individuelle Wünsche für das Lebensende zu erfassen. Dies ist vor allem dann essenziell, wenn es keine Angehörigen, Freunde oder Bekannten gibt.

Dabei können zusätzlich zur grundsätzlichen Anamnese spezifische Fragebögen zum Einsatz kommen, die die Migrations- und Integrationsgeschichte des Patienten/der Patientin thematisieren und dadurch helfen, individuelle Ressourcen, aber auch Stressoren zu erkennen, die die Krankheitssituation beeinflussen.
Zu den wichtigsten Punkten einer transkulturellen Anamnese gehören:

- Umgang mit Schmerz: Möchte der Patient/die Patientin möglichst schmerzfrei sein, wie wichtig ist es ihm, bei Bewusstsein zu bleiben bzw. je nach Situation über die Dosierung entscheiden zu können (Bedeutung der Beratung!)?
- Pflege: Was ist besonders zu beachten (Berührungstabus)?
- Spiritualität und Religion: Gibt es bestimmte Alltagsgewohnheiten, die dem Patienten/der Patientin wichtig sind und die er so lange wie möglich beibehalten möchte (z. B. Raum für Gebete und Rituale)? Ist er Mitglied einer religiösen Gemeinschaft und möchte durch diese seelsorglich begleitet werden?
- Essen und Trinken: Gibt es spezielle Gewohnheiten?
- Beteiligte: Mit wem sind Entscheidungen bezüglich weiterer Behandlung zu besprechen?
- Wunsch nach Heimkehr: Möchte der Patient/die Patientin zum Sterben in die ursprüngliche Heimat zurückkehren oder nach dem Tod dorthin überführt werden?
- Nach Eintreten des Todes: Welche Wünsche hat er in Bezug auf Totenwaschung und Aufbahrung?
- Verwandte aus dem Herkunftsland: Ist für die letzte Lebensphase bzw. die Beisetzung die Einreise geplant?

Wünschenswert für die individuelle Unterstützung ist eine interkulturelle Öffnung der Palliativ- und Hospizdienste und die Vernetzung mit relevanten Gemeinden und religiösen Einrichtungen. Durch diese Vernetzung können schwerkranke Menschen mit Migrationshintergrund von den Angeboten der ambulanten Hospizbegleitung und Palliativversorgung erfahren und weiter vermittelt werden.

Die Netzwerkarbeit und Kooperation mit anderen Fachdiensten ist in der ambulanten Hospiz- und Palliativversorgung von Migrant/innen auch deshalb unbedingt notwendig, weil für eine kultursensible Begleitung am Lebensende mehrsprachige Brückenbauer und Fachleute gebraucht werden, die die individuellen Fragen, Ängste und kultur- bzw. religionsspezifischen Bedürfnisse der Patient/innen verstehen und Vertrauen schaffen können.

Sehr wichtig ist hier die Zusammenarbeit mit entsprechenden Communities, die bei den Migrationsbeiräten/-beauftragten der Kommunen erfragt werden können.

3.1 Kultursensible Unternehmenskultur in Institutionen und Organisationen

Ebenso wie bei der Vorbereitung von Haupt- und Ehrenamtlichen besteht auch auf institutioneller Ebene der erste Schritt zur Kultursensibilität in der Selbstreflexion, einer Analyse der nach innen und außen vertretenen Werte und Normen.
Inwieweit harmonieren diese (noch) mit der gewachsenen kulturellen Vielfalt unserer Gesellschaft und inwieweit werden sie auch von den Mitarbeiter/innen getragen?
Besteht der Wunsch nach oder der Bedarf für zusätzliche Schulungen seitens des Teams?

Welche der für kultursensible Begleitung wichtigen Ressourcen sind vorhanden (Fremdsprachenkenntnisse, eigene Erfahrungen mit Migration) und wie können sie sinnvoll eingesetzt werden?

Bereits bei der Werbung und Einstellung neuer Mitarbeiter/innen sollte auf kulturelle Vielfalt geachtet werden, ganz besonders, wenn regelmäßig Patient/innen mit Migrationshintergrund betreut werden. Dies beginnt bei der Stellenausschreibung, in der explizit darauf hingewiesen wird, dass die Bewerber eine oder mehrere Sprachen der im Einzugsgebiet des suchenden Dienstes zahlenmäßig am stärksten vertretenen Migrantengruppen sprechen sollten. Die Fähigkeit, sich auf sprachlicher Ebene gut miteinander zu verständigen, ist allerdings nur ein – wenn auch bedeutsamer – Faktor, um mit Menschen ins Gespräch zu kommen und Vertrauen aufzubauen. Eine ebenfalls nicht zu unterschätzende Ressource in der Arbeit mit Migrant/innen kann die eigene Erfahrung des »Fremdseins« seitens des/der haupt- oder ehrenamtlichen Mitarbeiters/Mitarbeiterin sein. Ein Mensch, der selbst damit vertraut ist, zunächst einmal als »anders« wahrgenommen zu werden, kann in der Beratung und Begleitung sehr viel authentischer und glaubwürdiger mit diesem Thema umgehen als jemand, der diese Erfahrung nie gemacht hat.

Eine Institution, die im Rahmen ihrer Selbstanalyse feststellt, dass unter ihrer Klientel kaum oder gar keine Migrant/innen zu finden sind, sollte nach den Gründen dafür forschen. Ist es möglich, dass diese Tatsache in direktem Zusammenhang mit den von der Institution nach außen vertretenen Normen, Werten und Zukunftsvisionen steht? Falls dies – bei ehrlicher Reflexion – bejaht werden muss, kann eine Anpassung des Leitbildes an den aktuellen gesamtgesellschaftlichen Kontext sinnvoll sein.

Doch nicht nur die Außenwirkung der Institution sollte regelmäßig einer Analyse unterzogen werden. Ebenso wesentlich ist es, verbindliche Regeln und Normen für den kultursensiblen Arbeitsalltag aufzustellen und regelmäßig zu prüfen, ob sie eingehalten werden.

Wichtige Themen sind (Gießler 2011):

- Wird Vielfalt als eine wertvolle Ressource für das Team wahrgenommen?
- Werden Interaktion und Verständigung mit Patient/innen und deren Angehörigen gefördert?
- Wird im Rahmen der Gesprächsführung darauf geachtet, dass kein Machtgefälle entsteht?
- Werden Vorbehalte und Vorurteile gegenüber dem Fremden ausreichend reflektiert?
- Gibt es interkulturelle Fallbesprechungen und haben die Mitarbeiter/innen bei Bedarf situative Austauschmöglichkeit mit einem/einer transkulturellen Moderator/in oder Koordinator/in?
- Werden den Mitarbeiter/innen regelmäßig Schulungen zu kultursensibler Hospiz- und Palliativarbeit angeboten?
- Gibt es die Möglichkeit zur Teilnahme an entsprechenden Facharbeitskreisen und Tagungen?

Stellt sich heraus, dass bestimmte Punkte nicht ausreichend berücksichtigt werden, muss auch hier nach den Gründen gesucht werden:

- Sind die Mitarbeiter/innen nicht entsprechend sensibilisiert, besteht evtl. Schulungs- und/oder Supervisionsbedarf?
- Oder mangelt es an Möglichkeiten zum Austausch untereinander, fehlt es an Offenheit, über Fehler zu sprechen, an Rückhalt in schwierigen Beratungs- bzw. Begleitungssituationen?

3.2 Öffentlichkeitsarbeit

Wie bereits beschrieben ist die ambulante Hospiz- und Palliativarbeit nach wie vor einem großen Teil der Bevölkerung unbekannt oder wird fälschlicherweise mit unmittelbar bevorstehendem Tod in Verbindung gebracht oder sogar mit aktiver Sterbehilfe gleichgesetzt. Daher sollte in der Öffentlichkeitsarbeit – sei es in fremdsprachigen Informationsbroschüren, Internetauftritten, Vortragsveranstaltungen oder bei interkulturellen Begegnungen – noch mehr Aufmerksamkeit darauf verwendet werden, *wie* die Angebote von Hospiz- und Palliativeinrichtungen beschrieben werden, um nicht durch unscharfe Formulierungen ein falsches Bild zu geben und damit potenzielle Patient/innen und ihre Angehörigen davon abzuhalten, sich bei Bedarf Hilfe zu holen. Es ist sinnvoll, schon bei der Gestaltung entsprechender Materialien auf die Expertise und Rückmeldung sowohl von Experten als auch Laien mit Migrationshintergrund zurückzugreifen, seien es eigene Mitarbeiter/innen oder Mitglieder der jeweiligen Community. Vorträge zum Thema sollten ausschließlich von speziell geschulten Kräften gehalten werden, wie zum Beispiel – falls vorhanden – dem/der transkulturellen Moderator/in bzw. Koordinator/in des Hospiz- oder Palliativdienstes oder sogenannten MiMi's (▸ Kap. 1.2).

Für Mitarbeiter/innen von Hospiz- und Palliativeinrichtungen besteht zudem die Möglichkeit, an regelmäßigen Facharbeitskreisen teilzunehmen, sich dort mit Kolleg/innen zu unterschiedlichen migrationsrelevanten Themen auszutauschen, über die kultursensible Hospiz- und Palliativarbeit zu informieren, gemeinsame Aktionen für Öffentlichkeitsarbeit zu planen und durchzuführen. Ein gelungenes Beispiel hierfür ist eine zweisprachige Veranstaltungsreihe für türkischstämmige Frauen in

München-Pasing mit dem Titel »Medizinische Versorgungsmöglichkeiten am Lebensende« aus dem Jahre 2012. Dabei fanden über mehrere Wochen Informationsveranstaltungen zu Themenfeldern wie »Patientenrechte am Lebensende« bis hin zu »Ambulante Palliativversorgung« statt.

Das Ziel der Hospiz- und Palliativarbeit besteht nicht nur darin, ein würdiges Sterben, sondern vor allem ein würdevolles und selbstbestimmtes Leben angesichts einer schweren Krankheit zu ermöglichen. Dabei ist und bleibt es eine Herausforderung zu vermitteln, dass nicht das Sterben, sondern das verbleibende Leben im Mittelpunkt der Begleitung steht. Dass es darum geht, die Patient/innen und ihre Angehörigen sowohl medizinisch-pflegerisch, spirituell, sozial als auch seelisch zu unterstützen und zu begleiten, um ihre Leiden zu vermindern und ihnen trotz der schweren Erkrankung eine Möglichkeit zu schaffen, bis zum Ende so gut und ihrer Vorstellung nach so sinnvoll wie nur möglich zu leben. Viele Patient/innen und Angehörige lehnen die Hilfsangebote von Hospiz- und Palliativdiensten ab, wenn sie das Gefühl haben, es gehe dabei in erster Linie um das Lebensende. Nicht jede/r Patient/in mit einer infausten Prognose ist auch bereit, sich mit der Thematik des Todes auseinanderzusetzen. Häufig stehen zunächst noch ganz andere Themen – die unmittelbar mit der Qualität der verbleibenden Lebenszeit zusammenhängen – im Vordergrund.

Bei der Darstellung der Angebote zur Begleitung und Versorgung von Menschen mit Migrationshintergrund braucht es zudem auch deshalb besondere Sensibilität, weil viele Zuwanderer/Zuwanderinnen aus Ländern kommen, in denen Hospiz- und Palliativdienste gänzlich unbekannt sind, Schwerkranke und Sterbende ausschließlich von der Familie versorgt werden und es daher eine hohe Hürde darstellt, fremde Menschen mit in die Versorgung einzubinden. Auch die Idee des Ehrenamts kann für

Migrant/innen zunächst einmal ungewohnt sein und der Erläuterung bedürfen, weil das Konzept in ihrem Heimatland unbekannt ist. Oft gelingt es erst im zweiten oder dritten Schritt der Betreuung, wenn sich ein Vertrauensverhältnis etabliert hat, eine/n Ehrenamtliche/n mit in die Begleitung zu integrieren.

Im Kapitel »Hospiz- und Palliativkultur (nicht) verstehen« (▸ Kap. 1.2) wurde bereits beschrieben, dass Patient/innen, in deren ursprünglicher Heimat die medizinische Versorgung mangelhaft ist, bei dem Stichwort »zu Hause sterben« die Befürchtung haben können, dass sie dort nicht angemessen versorgt werden, weil sie davon ausgehen, dass dies nur im Krankenhaus möglich ist. Dann ist es wichtig, ihnen diesen Weg zu ermöglichen und sie über zusätzliche Angebote wie beispielsweise eine Begleitung durch einen Ehrenamtlichen und/oder einen Seelsorger zu informieren.

Hospiz- und Palliativeinrichtungen berühren den privatesten Bereich eines Menschen, und das in einem überaus sensiblen Lebensabschnitt. Entsprechend wichtig ist es, Patient/innen mit weniger guten Deutschkenntnissen muttersprachliche Erläuterungen an die Hand zu geben, damit sie sich ein angemessenes Bild von einer palliativen Versorgung machen können. Dabei ist darauf zu achten, mögliche Sprachtabus nicht zu verletzen.

Mehrsprachiges Informationsmaterial zur Hospiz- und Palliativarbeit, das den Hausärzten und anderen kooperierenden Diensten zur Verfügung gestellt wird, kann dabei sehr hilfreich sein. (Der Hospizdienst DaSein e.V. in München gibt zum Beispiel einen Informationsflyer in neun Sprachen heraus: in Englisch, Französisch, Rumänisch, Polnisch, Kroatisch, Bosnisch, Serbisch, Türkisch und Italienisch). Auf diese Weise können auch muttersprachliche Hausärzte und Pflegedienste, die noch keine Erfahrung mit ambulanten palliativen Diensten haben und wenig über die entsprechenden Angebote wissen – oder ihnen skeptisch gegenüberstehen –, besser informiert werden und dieses Wissen dann ihren Patient/innen vermitteln.

Sofern Zuwanderer/Zuwanderinnen auf soziale Medien und das Internet zur Kommunikation und Informationsbeschaffung zurückgreifen, ist es wichtig, dass sie auch im Internet guten Zugang zu fremdsprachigen Seiten zu dem Thema finden. Seit Februar 2018 können über den Wegweiser der Deutschen Gesellschaft für Palliativmedizin (DGP) (http://wegweiser-hospiz-palliativmedizin.de) bundesweit Hospiz- und Palliativeinrichtungen mit anderen Sprachen erfragt werden.

3.3 Muttersprachliche Begleitung und Beratung

Die Erfahrung zeigt, dass die meisten Patient/innen mit Migrationshintergrund durchaus imstande sind, in deutscher Sprache zu kommunizieren und ihre Lage, ihre Probleme und Bedürfnisse angemessen zu erläutern. Dennoch kann davon nicht grundsätzlich ausgegangen werden.

Auch bei Zuwanderern/Zuwanderinnen, die gut Deutsch sprechen, kann es vorkommen, dass sie – im hohen Alter, bei Demenz oder im Verlauf einer langen, schweren Krankheit – diese Sprachkenntnisse wieder verlieren. Generell ist zu beobachten, dass Patient/innen mit Migrationshintergrund am Ende ihres Lebens mehr und mehr zur vertrauten Muttersprache zurückkehren.

Interviewausschnitt
Meine eigene Sprache geht direkt jetzt ins Herz hinein. Ich verstehe schon gut Deutsch, aber in der eigenen Sprache, da kommen die ganzen Nuancen und es geht irgendwie tiefer. Ja, meine eigene Sprache ist natürlich, die geht direkt ins Herz. (Frau, 53 Jahre)

Wichtig ist, sich bewusst zu sein, dass mangelnde Sprachkenntnisse häufig auf den ersten Blick unbewusst mit einem Mangel an Intelligenz gleichgesetzt werden können, indem man fälschlicherweise schlussfolgert, dass auch auf der Verständnisebene Defizite vorliegen müssen. Infolgedessen besteht die Gefahr, dass sich sowohl der Kommunikationsstil als auch die Ausdrucksweise dem Patienten/der Patientin gegenüber ändern – was sowohl zu Unstimmigkeiten als auch zum Wunsch nach Abbruch der Kommunikation führen kann.

Gibt man den Patient/innen dagegen die Möglichkeit, sich in ihrer Muttersprache auszudrücken, öffnen sie sich auf ganz unterschiedliche, individuelle Weise. Solche Gespräche können für Menschen, die Hilfe und Unterstützung benötigen, von großer Bedeutung sein. Der Wegfall der Sprachbarriere – auch dann, wenn die Deutschkenntnisse des Patienten/der Patientin sehr gut sind – gibt ihnen das Gefühl, dass ihr Gesprächspartner präsenter ist, ihnen besser zuhört und sie besser versteht.

Patient/innen, die noch nicht lange in Deutschland leben oder die Sprache nicht ausreichend beherrschen, muss auf jeden Fall eine Übersetzungsleistung zur Verfügung gestellt werden.

Erste Anlaufstelle – sofern der Hospiz- und Palliativdienst keine eigenen haupt- oder ehrenamtlichen Mitarbeiter/innen hat, welche die Sprache des Patienten/der Patientin sprechen – können die jeweiligen Communities (▸ Kap. 3.5), Kulturvereine oder sonstige Institutionen für Bürger/innen mit Migrationshintergrund sein (in

München z. B. der Migrationsbeirat der Landeshauptstadt). In Bayern, Hamburg, Niedersachsen, Nordrhein-Westfalen und Schleswig-Holstein können auch sogenannte MiMi's – zu Gesundheitslotsen geschulte Migrant/innen – beim Ethno-Medizinischen Zentrum e.V. in Hannover (http://www.ethno-medizinisches-zentrum.de/) angefragt werden (▸ Kap. 1.2). Im Notfall und wenn niemand verfügbar ist, der die Sprache des Patienten ausreichend spricht, kann auch kurzfristig auf Piktogramme zurückgegriffen werden, um beispielsweise zu erfahren, wo der Patient Schmerzen hat und in welcher Intensität.

Viele Einrichtungen des Gesundheitswesens arbeiten immer häufiger Hand in Hand mit Dolmetscherdiensten (die leider nicht flächendeckend verfügbar und teilweise auch kostenpflichtig für die Patienten sind), andere greifen – sofern vorhanden – auf eigene Mitarbeiter/innen mit Fremdsprachenkenntnissen zurück. Dennoch besteht in diesem Bereich noch ein großes Entwicklungspotenzial, vor allem in strukturschwächeren Gegenden außerhalb der Ballungsräume. Letztlich sollte jede Institution darauf eingerichtet sein, Menschen mit weniger guten Deutschkenntnissen die Möglichkeit zu geben, Beratungsgespräche in ihrer Mutter- oder zumindest in einer Zweitsprache, die sie gut beherrschen, zu führen. Mangelhafte Verständigung macht die Arbeit der Mitarbeiter/innen im Gesundheitswesen fehleranfällig und gefährdet die Patientensicherheit – ganz zu schweigen davon, dass es kaum möglich ist, ein Vertrauensverhältnis zu schaffen, in dem der Schwerkranke und seine Angehörigen sich wirklich öffnen und ihre Situation darlegen können.

Eine bewusst gestaltete Kooperation mit Institutionen (in München z. B. das Bayerische Zentrum für Transkulturelle Medizin e.V., das zeitnah und kostenfrei Übersetzer für ca. 65 Sprachen vermittelt), die Dolmetscherdienste anbieten und bei schwierigen Fragestellungen in der Beratung und Versorgung vom Team der

Hospiz- oder Palliativeinrichtung hinzugezogen werden können, ist eine wichtige Voraussetzung für kultursensible Begleitung. Die Dolmetscher/innen sind auf Themen aus dem Gesundheitsbereich spezialisiert und auch zur Hospiz- und Palliativarbeit eigens geschult. Es gibt regelmäßige Seminare zu Sterben und Tod sowie einen Fachaustausch mit Hospiz- und Palliativ-Fachkräften.

Dennoch sollte man im Interesse sowohl der Hospiz- und Palliativmitarbeiter/innen, der Dolmetscher/innen als auch der Patient/innen *ad hoc*-Gesprächssituationen ohne vorher getroffene Vereinbarungen und vorgegebenen Rahmen vermeiden. Auch Sprachtabus seitens der Dolmetscher/innen sollten, soweit das möglich ist, im Vorfeld abgeklärt werden.

Die Erfahrung zeigt, dass Ängste, Vorbehalte und offene Fragen in Bezug auf eine palliative Versorgung seitens der Patient/innen oder ihrer Angehörigen in Zusammenarbeit mit den Dolmetscher/innen gut besprochen werden können und in der Regel eine Lösung gefunden wird, die alle Beteiligten mittragen können.

Ist kein/e Dolmetscher/in verfügbar, können Verwandte oder sonstige dem Patienten/der Patientin nahestehende Personen diese Aufgabe übernehmen, sofern sie selbst ausreichend Deutsch sprechen. Allerdings sollte man sich dabei stets der Gefahr bewusst sein, dass man eventuell eher die »Auslegung« des Nahestehenden über den Zustand und die Einschätzungen des Patienten/der Patientin erfährt – und diese müssen nicht zwangsläufig mit den wirklichen Wünschen und Ansichten der Person übereinstimmen. Gleichzeitig besteht das Risiko, dass durch dolmetschende Angehörige Informationen nur selektiert an den Betroffenen weitergegeben werden. Es darf nicht vergessen werden, dass das Dolmetschen für Angehörige oder Freunde von Patienten auch belastend sein kann, beispielsweise wenn eine schwere Nachricht zu übermitteln ist, und sie dann ebenfalls Unterstützung und Begleitung brauchen.

Wenn seitens eines älteren Patienten/einer älteren Patientin Unsicherheiten oder Bedenken gegen das unbekannte Hospiz- und Palliativkonzept bestehen, können oftmals – sofern vorhanden – Familienmitglieder der zweiten oder dritten Generation helfen, diese auszuräumen. In diesem Zusammenhang soll generell auf die wichtige Zusammenarbeit mit den Familienmitgliedern jüngerer Generationen hingewiesen werden, also nicht nur die Kinder und Enkel, sondern gerade auch Nichten und Neffen von alleinlebenden schwer erkrankten Migrant/innen, die einst als »Gastarbeiter« nach Deutschland gekommen sind. Diese sind wichtige »Türöffner« für einen Erstkontakt, wenn ihre schwerkranken Angehörigen aus der Klinik entlassen wurden. Ohne ihre Vermittlung bzw. Empfehlung könnte den Patient/innen das Anliegen einer palliativen Unterstützung häufig nicht verständlich gemacht werden.

3.4 Multikulturelle Ehrenämter

Mehrsprachige Menschen sind wertvolle Brückenbauer zwischen den Kulturen. Angesichts der wachsenden gesellschaftlichen Vielfalt hierzulande wäre es daher wünschenswert, wenn mehr Menschen mit Fremdsprachenkenntnissen, aus unterschiedlichen Kulturkreisen mit oder ohne Migrationshintergrund sich ehrenamtlich engagieren würden.

Solche »Brückenbauer« können als geschulte Ehrenamtliche ihr Wissen in die Communities tragen, dort Vorträge und Seminare halten, zum Beispiel im Rahmen des Projekts MiMi »Mit Migranten für Migranten« (▸ Kap. 1.2). Gleichzeitig können sie niederschwellig pflegebedürftige und schwerkranke Zuwanderer/Zuwanderinnen über entsprechende Hospiz- und Palliativangebote informieren, Vertrauen schaffen und Erstkontakte mit hauptamtlichen Fachkräften begleiten. Sie sind aber auch eine Bereicherung für die Mitarbeiter/innen der Einrichtung selbst, indem sie diese für das Gefühl des Migrant-Seins sensibilisieren können.

Da das Ehrenamt in vielen Kulturen unbekannt ist, vor allem da, wo dem familiären Zusammenhalt eine große Bedeutung zukommt und der Gedanke fremd ist, Außenstehende in den Familienkreis einzubeziehen, ist es keine Selbstverständlichkeit, dass Migrant/innen sich als Freiwillige engagieren.

Auch hier ist die Zusammenarbeit mit den Communities und Migrationsfachdiensten eine große Hilfe, um sowohl die Idee des freiwilligen Engagements als auch die Leistungen der Hospiz- und Palliativeinrichtungen besser bekannt zu machen.

Untersuchungen haben gezeigt, dass Freiwilligenarbeit meist von Menschen mit Hochschulabschluss und/oder gutem Einkommen geleistet wird, die im Ehrenamt eine Möglichkeit sehen, ihr Leben durch eine sinnvolle Freizeittätigkeit zu bereichern. Dagegen engagieren sich Menschen mit niedrigerem Bildungsniveau und weniger Wohlhabende im Durchschnitt seltener in der Freiwilligenarbeit. Das mag daran liegen, dass sie schlicht weniger Freizeit zur Verfügung haben, weil sie vielleicht noch einem Zweitjob nachgehen müssen, um einen ausreichenden Lebensstandard gewährleisten zu können. Wenn man davon ausgeht, dass viele hochgebildete Migrant/innen hierzulande Schwierigkeiten haben, ihre Berufsabschlüsse anerkannt zu bekommen, und daher gezwungen sind, weit unter ihrer Qualifikation liegende – und entsprechend schlechter bezahlte – Arbeiten anzunehmen, könnte auch das ein Grund sein, warum sie seltener ein Ehrenamt anstreben.

Dass auch Zuwanderer/Zuwanderinnen prinzipiell Interesse an ehrenamtlicher Tätigkeit haben, zeigte sich im Rahmen eines internen Seminars speziell zu Hospiz-und Palliativthemen für sogenannte »MiMi's« (► Kap. 1.2) im Sommer 2016 in München. Ziel war es, dass diese dann gezielt in Schulen, Gemeinden und Kirchen gehen und dort ihr Wissen weitergeben und so den Hospizgedanken unter Menschen mit Migrationshintergrund verbreiten. Es zeigte sich, dass die meisten Teilnehmer/innen bisher mit dem Thema noch gar nicht in Berührung gekommen waren, das Interesse jedoch groß war. Am Ende der Veranstaltung boten viele von ihnen an, ambulante Hospiz- und Palliativdienste bei Bedarf ehrenamtlich bei der Begleitung von Menschen mit Migrationshintergrund zu unterstützen. Gleiches gilt für Einwanderer, die als Dolmetscher/innen arbeiten, die im Frühjahr 2017 im Referat für Gesundheit und Umwelt der Stadt München zu Hospiz- und Palliativthemen geschult wurden.

In Anbetracht der Tatsache, dass gerade Bildungseinrichtungen die gesellschaftliche und kulturelle Vielfalt besonders gut abbilden, sind Projekte, die gezielt an weiterführenden Schulen und Universitäten die Hospiz- und Palliativarbeit und speziell das Ehrenamt vorstellen, sicher eine gute Möglichkeit, Freiwillige unterschiedlicher Herkunft und Religion für die Mitarbeit zu gewinnen. Ein gelungenes Beispiel dafür ist das Projekt »Hospiz macht Schule«. Es wurde ursprünglich für die 3. und 4. Klasse Grundschule konzipiert, wird aber inzwischen auch unter »Hospiz macht Schule weiter« für weiterführende Schulen angeboten. Des Weiteren bieten sich Projekttage oder Exkursionen im Rahmen des Religions- oder Ethikunterrichts an. Der Bayerische Hospiz- und Palliativverband e.V. (BHPV) hat zusammen mit dem Bayerischen Staatsministerium für Bildung und Kultus, Wissenschaft und Kunst und dem Staatsinstitut für Schulqualität und Bildungsforschung (ISB) eine Handreichung für Lehrer/innen zum Thema »Hospiz und Schule« erstellt. Diese wurde an alle allgemeinbildenden Schulen und Hospizvereine in Bayern versandt und ist auch online (www.isb.bayern.de/download/16998/hospiz_und_schule_internet.pdf) abrufbar. Darin finden sich zahlreiche praktische Unterrichtsbeispiele, aber auch eine kommentierte Auswahl von Kinder- und Jugendliteratur und -filmen zum Thema.

Aber auch Veranstaltungen wie die beispielsweise in Nürnberg und München jährlich stattfindenden »Freiwilligen-Messen« sind gute Möglichkeiten, das Ehrenamt generell und die Arbeit von Hospiz- und Palliativdiensten im Besonderen einem breiten Publikum vorzustellen.

Nicht zuletzt vor dem Hintergrund, dass der Arbeitsmarkt heute immer weniger lineare Karrieremodelle bietet, sind viele junge Menschen daran interessiert, sich möglichst »breit aufzustellen« und neben der Schul- und Berufsausbildung auch die sogenannten »soft skills« weiterzuentwickeln.
In der Freiwilligenarbeit gehören zu den Prioritäten der jungen Menschen:

- Spaß haben (definiert als Steigerung der Lebensfreude und Lebensqualität),
- auf sympathische Menschen treffen,
- anderen Menschen helfen. (BMFSFJ 2011)

Die ehrenamtliche Hospiz- und Palliativarbeit bietet dafür beste Möglichkeiten. Um das Interesse junger Menschen, sich später im Hospiz zu engagieren, zu wecken, wäre es denkbar, Kooperationen mit allgemeinbildenden Schulen und anderen Bildungsstätten anzustreben, besonders da die Klassengemeinschaften in den deutschen Schulen Musterbeispiele für gesellschaftliche Vielfalt darstellen.

3.5 Zusammenarbeit mit Religionsgemeinschaften und Communities

Viele Patient/innen mit Migrationshintergrund sprechen in ihrer letzten Lebensphase – obwohl sie Deutsch können – nur noch in ihrer Muttersprache. Oft besteht der Wunsch, ins Heimatland zurückkehren zu können, um dort zu sterben. Lässt sich dieser Wunsch nicht erfüllen, gewinnen Gespräche in der Muttersprache und vertraute Rituale zusätzlich an Bedeutung, um Trost und Beruhigung zu finden. Spätestens zu diesem Zeitpunkt wird die Zusammenarbeit mit verschiedenen Communities und Religionsgemeinschaften wesentlich für eine gute Begleitung, ein Netzwerk mit zuverlässigen Ansprechpartnern sollte aufgebaut sein. Dabei kommt es weniger darauf an, dass diese in Hospiz- oder Palliativarbeit geschult sind, sondern auf ihre Bereitschaft, für einen sterbenden Menschen da zu sein und ihn entsprechend seiner Wünsche in der Muttersprache zu begleiten. Tatsächlich ist die Bereitschaft zu diesem Dienst am Lebensende in den Communities und Religionsgemeinschaften sehr groß und für Schwerkranke und Sterbende mit Migrationshintergrund spürbar beruhigend. Ein ebenfalls häufiger Wunsch von Sterbenden oder ihren Angehörigen ist der nach Beistand durch einen geistigen Führer oder »Praktizierenden« der Religion, der sie sich zugehörig fühlen. Für muslimische Patient/innen können bei entsprechenden Religionsgemeinschaften Imame oder Hodschas angefragt werden, die auch kurzfristig Hausbesuche machen, um entsprechende Gebete zu sprechen und Rituale zu vollziehen. Auch die Zusammenarbeit mit verschiedenen buddhistischen Zentren funktioniert in der Regel sehr gut. Die Communities vermitteln gerne und schnell Praktizierende, die zu ihren schwerkranken Glaubensbrüdern und -schwestern nach Hause kommen und sie auf Wunsch regelmäßig begleiten. Die Bereitschaft, Sterbende entsprechend ihrem Glauben zu begleiten, sie am Lebensende nicht allein zu lassen, ist in den meisten Religionen und spirituellen Gemeinschaften sehr ausgeprägt.

Bei jüdischen Patient/innen sollte man sich bewusst sein, dass die Älteren unter ihnen sehr wahrscheinlich Erfahrungen mit Deportation und Konzentrationslagern während der Zeit des Nationalsozialismus gemacht haben und sich deshalb verständlicherweise am Lebensende lieber von eigenen ehrenamtlichen Diensten und Gemeinderabbinern betreuen lassen möchten. Gleiches gilt auch für Frauen, die traumatisiert aus Bosnien oder sonstigen Kriegsgebieten hierhergekommen sind und nur von jemandem betreut werden möchten, der aus ihrem eigenen Kulturkreis stammt.

3.6 Kooperation mit Hausärzten, Pflegediensten und anderen fachspezifischen Diensten in der Patientenversorgung

Wie eingangs ausführlich beschrieben beruht die Hospiz- und Palliativarbeit auf einer engen Vernetzung und Kooperation mit den verschiedenen Hilfs- und Unterstützungssystemen. Heruntergebrochen auf die Einzelbegleitung im häuslichen Setting bedeutet dies konkret eine enge Zusammenarbeit mit dem jeweiligen Hausarzt und ggf. Pflegedienst, vor allem aber der

Familie. Je nach Situation können unter anderem Dolmetscherdienste, Geistliche oder Therapeuten dazukommen. Um eine interaktive und patientenspezifische Versorgung auch auf der Kommunikationsebene sicherzustellen, ist es elementar, von Anfang an mögliche Sprachbarrieren zu überwinden. Dazu ist es notwendig, bereits beim Erstkontakt herauszufinden, inwieweit der Betroffene sich in der deutschen Sprache verständigen kann. Ist eine gute Verständigung nicht möglich, ist zu überlegen, wer für den Betroffenen dolmetschen kann. Auf die möglichen Gefahren, die entstehen, wenn Angehörige als Dolmetscher/innen eingesetzt werden, wurde in den vorhergehenden Kapiteln bereits eingegangen. Im häuslichen Setting ist ebenfalls besonderes Augenmerk auf das »System Familie« zu legen. Das bedeutet konkret, die Angehörigen, die für den Patienten/die Patientin eine wichtige Rolle in der Außenvertretung übernehmen, zu erkennen und in alle Entscheidungsprozesse im Sinne des/der Betroffenen mit einzubeziehen. Somit sollten die durch den Hausarzt getroffenen Therapieentscheidungen nicht nur mit dem Patienten/der Patientin selbst besprochen, sondern auch den entsprechenden Familienmitgliedern mitgeteilt werden.

Dies trifft ebenso auf die involvierten Pflegedienste zu. Klare Absprachen bezüglich der Versorgung erleichtern beiden Seiten die gemeinsame Zusammenarbeit zum Wohle des Patienten/der Patientin. Beispielsweise ist zu klären, wer welche Aufgaben an dem/der Kranken übernimmt und welche Aufgaben ausschließlich durch das Fachpersonal durchgeführt werden.

Falls sich der Sterbeprozess abzeichnet und bekannt ist, dass für den Betroffenen eine spirituelle Begleitung wichtig ist, sollte durch einen entsprechenden Hinweis auf den nahe bevorstehenden Tod der Familie genügend Raum und Zeit gegeben werden, um auf Wunsch des Patienten/der Patientin einen Geistlichen organisieren zu können.

Wichtigstes Ziel bei jeder Kooperation ist immer, gemeinsam eine Vertrauensbasis für den schwer erkrankten Menschen zu schaffen, auf der palliative Begleitung und Versorgung angenommen werden und gut gelingen kann.

3.7 Bestattungsdienste

Für welche Art der Bestattung jemand sich entscheidet, ist sehr individuell und hängt sowohl von seiner Weltanschauung als auch den finanziellen Möglichkeiten ab.

Interviewausschnitt

... das wechselt bei mir immer wieder ... Die Buddhisten zum Beispiel, gerade die in der Tradition vom Dalai Lama, die kennen auch Himmel und Hölle und die Hungergeister und was weiß ich alles, und das hat mir nie behagt. Ich glaube, das Wichtigste ist, dass ich ein bisschen besser aus dieser Welt gehe, als ich gekommen bin. Und weil ich eigentlich niemals jemandem wirklich Böses wollte, glaube ich nicht, dass ich da in einer Hölle lande oder so.

Natürlich weiß ich es nicht, aber ich mache mir schon Gedanken, und manchmal habe ich auch Angst. Ich will auch niemanden wiedersehen, wenn ich tot bin, auch meine Mutter und meinen Vater nicht. Ehrlich gesagt, weiß ich nicht, was ich will. Aber ich weiß, dass das, was viele Atheisten sagen – dass dann gar nichts mehr ist –, dass das nicht stimmt. Weil Energie nicht verloren geht, und wenn meine Asche verstreut wird, wachsen da Blumen drauf, das ist ja dann auch eine Energie. So ist eher mein Denken.

Auf der anderen Seite habe ich ganz alberne kindische Fantasien. Wir haben unsere Mutter beerdigt, die wollte nicht verbrannt werden. Ich denke sehr häufig daran, wie sie da im Grab liegt, was jetzt noch da ist. Langsam zu verfaulen, das ist für mich eine schreckliche Vorstellung, also verbrannt werden und als Asche verstreut werden ist für mich wunderbar.

Andererseits könnte ich mir nicht vorstellen, dass meine Urne ins Wasser geworfen wird. Ich habe Angst vor Wasser, ertrinken will ich nicht. All das sind so alberne Vorstellungen, aber die habe ich nun mal. Ich will in die Luft, am liebsten in die Berge, das ist so wunderbar, da habe ich schon mehrere Filme gesehen. Man muss nur aufpassen, dass man die Asche nicht gegen den Wind verstreut, sonst hat man alles im Gesicht und am Körper.
(Frau, 86 Jahre)

Neben seinen Kernaufgaben – Leichentransport, Aufbahrung der Toten und Begräbnis – ist ein Bestatter heutzutage auch Experte für Begräbnisrituale und die Organisation von Überführungen ins Ausland, und nicht zuletzt ein Trauerpsychologe, der zu jeder Zeit erreichbar ist und den Angehörigen beratend und unterstützend zur Seite steht. Mit Letzterem ersetzt mancher von ihnen nicht selten den Gemeindeseelsorger. Umso wichtiger ist es, dass viele Bestatter – zumindest in den Großstädten – auch fremdsprachige Beratungen und Trauerbegleitung anbieten, denn der Verlust eines nahestehenden Menschen kann eine Krise auslösen. Die Möglichkeit, sich in der Muttersprache sowohl über den Ablauf des Begräbnisses als auch die persönliche Situation verständigen zu können, wird von vielen Betroffenen als sehr hilfreich empfunden. Ein Hospiz- oder Palliativdienst sollte auf Anfrage eine Liste mit entsprechenden Kontakten in der Region verfügbar haben. Im Zweifelsfall können auch hier die Communities und Religionsgemeinschaften weiterhelfen.

Die gute Zusammenarbeit mit den unterschiedlichen Anbietern von Bestattungsdienstleistungen und insbesondere die Kenntnis ihrer Leistungen kann den Sterbenden und ihren Familien helfen, noch zu Lebzeiten des Patienten/der Patientin gemeinsame Entscheidungen zu treffen: Wo soll die Bestattung stattfinden, wie die Trauerzeremonie ablaufen, wie soll das Ganze organisiert werden? Bei Ehen zwischen Menschen verschiedenen Glaubens muss beim Tod eines Partners ein Kompromiss gefunden werden, der mit den Vorstellungen aller Hinterbliebenen vereinbar ist. Die Aufgabe von Hospiz- und Palliativeinrichtungen besteht dann darin, die Möglichkeit eines daraus resultierenden Konflikts frühzeitig zu erkennen und vorausschauend nach Lösungen zu suchen.

In Deutschland gibt es zunehmend Bestattungsinstitute, die sich auf Menschen mit unterschiedlichem religiösem bzw. weltanschaulichem Hintergrund spezialisiert haben. Obwohl es mittlerweile an vielen Orten beispielsweise auch die Möglichkeit eines Begräbnisses nach dem vorgeschriebenen Ritus des Islam (in ein Leichentuch gewickelt, Bestattungsrichtung gen Mekka) oder Kompromisslösungen (z. B. eine teilweise Entbindung von der Sargpflicht, indem ohne Sargdeckel bestattet wird) gibt, wollen viele Migrant/innen nach wie vor ihre letzte Ruhestätte in der Heimat finden. Ein üblicher Lösungsweg kann sein, in Deutschland eine Trauerfeier abzuhalten und dann den Leichnam so schnell wie möglich in die Heimat zu überführen. Allerdings ist eine Überführung kostspielig.

Interviewausschnitt
Ich habe auch zu meinem Lebensgefährten gesagt, ich möchte in (...) begraben werden. Aber es ist natürlich teuer. Fast 10 000 Euro kostet die Leichenüberführung und so habe ich schon das Geld auf die Seite gelegt, wenn es so weit ist. Ich weiß, mit 10 000 Euro könnte ich auch den armen Menschen in (...) helfen, weil eigentlich ist es ja ganz egal, wo ich begraben werde. Aber ich habe Angst, dass niemand mein Grab besucht, wenn ich hier begraben bin.
(Frau, 54 Jahre)

Wenn eine Person mit Migrationshintergrund und/oder die Angehörigen sich also für ein Begräbnis in Deutschland entscheiden, können die Gründe vielfältig sein:
Von der Notwendigkeit, Geld zu sparen, über den Wunsch der Angehörigen, das Grab in ihrer Nähe besuchen und evtl. Blumen niederlegen zu können, bis hin zu einer emotionalen Entfernung von der ursprünglichen Heimat und Gleichgültigkeit ist alles denkbar.

Interviewausschnitte
Das ist für mich große Frage. Ich will zurück nach (...), wenn ich gestorben bin, zu meinem Bruder. Aber ich habe keinen Platz gekauft, und man muss einen Platz kaufen. Aber bestimmt will mein Sohn das nicht (weint). Mein Sohn will bestimmt, dass ich in der Nähe irgendwo begraben werde. Keine Ahnung. Ich habe keine Angst vor dem Sterben, wirklich.
(Frau, 54 Jahre)

Mit 15 bin ich nach Deutschland gekommen, und ich war auch schon die letzten zehn Jahre überhaupt nicht mehr in (...). Ich habe mit meiner Schwester geredet und gesagt:

> *Wenn ich sterbe, mir ist das egal, wo ich begraben bin, im Garten oder wo. Ich werde sowieso nichts sehen.*
> *Da habe ich Spaß gemacht, aber direkt geregelt habe ich das nicht.*
> *(Mann, 62 Jahre).*

4 Zusammenfassung und Ausblick

Das Anliegen von kultursensibler Hospiz- und Palliativarbeit ist es, Menschen unterschiedlicher Weltanschauung – mit oder ohne Migrationshintergrund – in ihrer letzten Lebensphase vorurteilsfrei zu unterstützen und ihre individuellen Bedürfnisse zu erfüllen. Dabei ist nicht zwingend davon auszugehen, dass Personen, die aus anderen Teilen der Welt nach Deutschland eingewandert sich, völlig andere Bedürfnisse haben als Menschen, die hier als Kinder deutscher Eltern geboren und aufgewachsen sind. Dies kann, muss aber nicht sein. Insgesamt geht es also nicht darum, eigene Versorgungsmodelle für Migrant/innen zu entwickeln und anzubieten, vielmehr gilt es, das Hilfsangebot so offen und vielfältig zu gestalten, dass alle Bedürftigen Zugang finden und sich darauf einlassen können.

Hospiz- und Palliativdienste müssen sich entscheiden, wie sie in den kommenden Jahren mit diesen Herausforderungen umgehen wollen. Zunächst betrifft dies die Überprüfung und Anpassung der eigenen Unternehmenskultur. Traditionen und Unternehmensentwicklung müssen immer wieder mit dem aktuellen Versorgungsauftrag, aber auch mit – sich eventuell verändernden – gesellschaftlichen Normen und Wertvorstellungen abgeglichen werden.

Ein generelles Ziel ist es, auf allen Mitarbeiterebenen Diversitätskompetenz zu erreichen. Dies hat Einfluss auf viele konkrete Bereiche wie zum Beispiel die Einstellung von Personal, die ehrenamtliche Arbeit, aber auch die Kontakte nach außen. In diesem Sinne sind die Einrichtungen aufgerufen, ihre Öffentlichkeitsarbeit sowie ihre Netzwerkarbeit mit Haus- und Fachärzten, den Teams der SAPV und allen anderen Beteiligten zu überprüfen. Es ist anzunehmen, dass Anpassungen dieser Art ihre Zeit brauchen und nicht gänzlich ohne Reibungsverluste zu bewältigen sind. Aber sie sind notwendig, um den Hilfesuchenden letztlich ein an ihre individuelle Wertewelt angepasstes Unterstützungsangebot machen zu können. Mitarbeiter/innen mit eigenem Migrationshintergrund können hierbei als wertvolle Brückenbauer und Multiplikatoren agieren, sodass eines der wichtigsten Ziele von Palliativ- und Hospizarbeit erreicht werden kann: schwerkranken Menschen und ihren Angehörigen zu vermitteln, dass eine frühzeitige Anbindung an einen Hospiz- oder Palliativdienst geeignet ist, die Lebensqualität in der letzten Lebensphase signifikant zu verbessern.

Dank

An erster Stelle möchten wir uns bei all denjenigen bedanken, die die kultursensible Hospiz- und Palliativarbeit beim Hospizdienst DaSein e.V. initiiert, geplant, unterstützt und umgesetzt haben.

Unser ganz besonderer Dank gilt Désirée Schön. Ohne sie wäre dieses Buch nicht realisiert worden. Sie hat mit großer Fachlichkeit und viel Geduld unser Geschriebenes immer wieder redaktionell überarbeitet und in einen Guss gebracht. Ihre Erfahrungen als Hospizmitarbeiterin und Lektorin waren dabei unverzichtbar. Herzlichen Dank für all die Zeit, spontane Bereitschaft und moralische Unterstützung.

Ganz lieben Dank an Dr. med. Johannes Bükki, Iemkje Stiemer, Beate Mayr, Kerstti Kittus, Linda Krisp für Unterstützung, Austausch und Zusammenarbeit.

Weiterer Dank geht an das Bayerische Staatsministerium für Gesundheit und Pflege, das das Projekt »Gute Versorgung am Lebensende für Menschen mit Migrationshintergrund – Bedürfnisse und Vorstellungen von Patienten zur Hospiz- und Palliativversorgung in Bayern« im Jahr 2016 unterstützt und finanziert hat.

Literatur

AFP (2017) Integration in der Schule Wanka für begrenzten Anteil von Migranten in Klassen, In Spiegel Online http://www.spiegel.de/lebenundlernen/schule/johanna-wanka-anteil-von-migranten-in-schulklassen-begrenzen-a-1144387.html (Zugriff am 23. 07.2018)

Bade KJ, Emmer PC, Lucassen L, Oltmer J (2010) The Encyclopedia of European Migration and Minorities – from the 17th century to the present, Cambridge: Paderborn Schöningh

BAMF (2005) Leben in Deutschland Haushalte, Familien und Gesundheit – Ergebnisse des Mikrozensus. Statistisches Bundesamt https://www.destatis.de/DE/PresseService/Presse/Pressekonferenzen/2006/Mikrozensus/Pressebroschuere.pdf?__blob=publicationFile (Zugriff am 23.07.2018)

BAMF (2015) Zahlen, Fakten. Statistisches Bundesamt, https://www.destatis.de/DE/ZahlenFakten/GesellschaftStaat/Bevoelkerung/Bevoelkerung.html (Zugriff am 23.07.2018)

Barasi D (2017) Rassismusbezogene Deutungsmuster am Beispiel der Diskussion zur Flüchtlingspolitik im universitären Raum, Bremen, unveröffentlichtes Manuskript

Bausinger H (1984) Sensless Identity In: Jacobson-Widding A (Hg.) Identity: Personal and Socio-Cultural. A Symposium, Uppsala: Humanities Press, S. 377-345

BMBFSJ (2000) Sechster Familienbericht: Familien ausländischer Herkunft in Deutschland: Leistungen, Belastungen, Herausforderungen https://www.bmfsfj.de/bmfsfj/service/publikationen/6–familienbericht/95596 (Zugriff am 23.07.2018)

BMFSFJ (2011) Der Freiwilligensurvey 1999, 2004, 2009 Ehrenamt, Freiwilligenarbeit, Bürgerschaftliches Engagement

Bosma H, Apland L, Kazanjian A (2010) Cultural conceptualizations of hospice palliative care: more similarities than differences, In: Palliative Medicine 24: 510-522

Buiting H, Rietjens J, Onwuteaka-Philipsen B, van der Maas P, van Delden J, van der Heide A (2008) A comparison of physicians' end-of-life decision making for non-western migrants and Dutch natives in the Netherlands, In: European Journal of Public Health 18: 681-687

Domenig D (2007) Transkulturelle Kompetenz – Lehrbuchbuch für Pflege-, Gesundheits- und Sozialberufe, Bern: Verlag Hans Huber

Cain C, Surbone A, Elk R, Agawa-Singer M (2018) Culture and Palliative Care: Preferences, Communication, Meaning, and Mutual Decision-Making, In: Journal of Pain and Symptom Management 55: 1408-1419

Coupland VH, Madden P, Jack RH, Møller H, Davies EA (2011) Does place of death from cancer vary between ethnic groups in South East England? In: Palliative Medicine 25: 314-322

Evans N, Meñaca A, Andrew EVW, Koffman J, Harding R, Higginson IJ, Pool R, Gysels M (2012) Systematic Review of the Primary Research on Minority Ethnic Groups and End-of-Life Care From the United Kingdom, In: Journal of Pain and Symptom Management 43: 261-286

Florea M (2012) Cross-Cultural Issues in Academic Palliative Medicine, In: Chang E, Johnson A (Hg.) Contemporary and Innovative Practice in Palliative Care, Contemporary and Innovative Practice in Palliative Care, Rijeka: InTech, 3-18

Foitzik A, Pohl A (2011) Das Lob der Haare in der Suppe. Selbstreflexivität Interkultureller Öffnung, In: Scharathow W und Rudolf L (Hg.) Rassismuskritik, Band 2: Rassismuskritische Bildungsarbeit, Schwalbach: Wochenschau Verlag, S. 61-76

Galanti GA (2000) An introduction to cultural differences, In: Western Journal of Medicine 172: 335-336

Gießler W (2011) Von der monokulturellen zur transkulturellen Einrichtung: Diversity-Management im Gesundheitswesen In: van Keuk E, Joksimovic CGL, David DM (Hg.) Diversity. Transkulturelle Kompetenz in klinischen und sozialen Arbeitsfeldern, Stuttgart: Kohlhammer, S. 104-116

Gunaratnam Y (2003) Culture is not enough. In: Field DHJ und Small N (Hg.) Death, Gender and Ethnicity. London: Routledge, S. 166–186

Gysels M, Evans N, Meñaca A, Andrew EVW, Bausewein C, Gastmans C, Gómez-Batiste, X, Gunaratnam Y, Husebø S, Toscani F, Higginson IJ, Harding R, Pool R (2016) Culture Is a Priority for Research in End-of-Life Care in Europe: A Research Agenda, In: Journal of Pain and Symptom Management: 44, 285-294

Han B-C (2005) Hyperkulturalität. Kultur und Globalisierung, Berlin: Merve Verlag, S. 17

Helman C (2006) Why medical anthropology matters, In: Anthropology Today: 22: 3-4

Helman C (2000) Culture, Health and Illness, London / New York: Oxford University Press Inc.

Henke OMD, Behzadi A, Bhusal D, Singh A, Riedel T, Thuss-Patience P (2015) »Schmerzen sind eher zu ertragen als das Alleinsein«, In: Zeitschrift für Palliativmedizin 16: 254-263

Jansky M, Owusu-Boakye S, Nauck F (2017) Palliative care for patients with Turkish or Arabic migration background in Lower Saxony: A survey from palliative care professionals' perspective, In: Bundesgesundheitsblatt Gesundheitsforschung Gesundheitsschutz 60: 45-54

Jovanovic MM (2012) Cultural competency and diversity among hospice palliative care volunteers, In: The American Journal of Hospice and Palliative Care 29: 165-170

Kai J, Beavan J, Faull C (2011) Challenges of mediated communication, disclosure and patient autonomy in cross-cultural cancer care, In: British Journal of Cancer 105: 918-924

Koffman J (2014) Servicing multi-cultural needs at the end of life, In: Journal of Renal Care 40: 6-15

La Cour P, Hvidt N-C (2010) Research on meaning-making and health in secular society: Secular, spiritual and religious existential orientations, In: Social Science & Medicine 71: 1292-1299

Paal P (2012) Ist »Kultur« in Palliative Care von Belang? Überlegungen aus anthropologischer Sicht, In: Zeitschrift für Palliativmedizin 13: 24-27

Paal P, Bükki J (2017) «If I had stayed back home, I would not be alive any more…« – Exploring end-of-life preferences in patients with migration background. In: PLOS ONE 12: e0175314

PALQUALSUM (2016) Das Lebensende zwischen zwei Lebenswelten. Freie Universität Berlin http://www.fu-berlin.de/campusleben/forschen/2016/160310-palliativ-russische-migranten/index.html (Zugriff am 23. 07.2018)

Purnell L (2002) The Purnell Model for Cultural Competence. In: Journal of Transcultural Nursing 13: 193–196

Razum O, Karrasch L, Spallek J (2016) Migration: A neglected dimension of inequalities in health? In: Bundesgesundheitsblatt Gesundheitsforschung Gesundheitsschutz 59: 259-265

Rommelspacher B (2005) Anerkennung und Ausgrenzung: Deutschland als multikulturelle Gesellschaft, Frankfurt/New York: Campus Verlag

Rösch E (2016) Hospiz- und Palliativversorgungsnetzwerke gestalten. Ein Leitfaden, Stuttgart: Kohlhammer

Salis-Gross C, Sariaslan E, Schneeberger-Geisler S (2014) Palliative care sensitive to the needs of the migrant population in Switzerland – final report on a study commissioned by the Swiss Federal Health Agency, Zürich

Sarría-Santamera A, Hijas-Gómez AI, Carmona R, Gimeno-Feliú LA (2016) A systematic review of the use of health services by immigrants and native Populations, In: Public Health Reviews 37: 1–29

Schneider W, Wichner E, Stadelbacher S, Kopitzsch F (2015) Zur Praxis von SAPV in Bayern: Wirksamkeit, Struktur-/Prozesseffekte und ländliche Versorgung, In: Zeitschrift für Palliativmedizin 77: 219-224

Statistisches Bundesamt (2011) Zensus - Presse - Ausgewählte Ergebnisse, Berlin. https://www.destatis.de/DE/PresseService/Presse/Pressekonferenzen/2013/Zensus2011/Pressebroschuere_zensus2011.html (Zugriff am 23.07.2018)

Thomas R, Wilson DM, Justice C, Birch S, Sheps S (2008) A Literature Review of Preferences for End-of-Life Care in Developed Countries by Individuals With Different Cultural Affiliations and Ethnicity, Journal of Hospice & Palliative Nursing 10: 142-161

Trompenaars A, Hampden-Turner C (2012) Riding the waves of culture: Understanding Cultural Diversity in Business, Fairfield: McGroW Hill

Tylor EB 2005 (1871) Die Anfänge der Cultur: Untersuchungen über die Entwicklung der Mythologie, Philosophie, Religion, Kunst und Sitte, Hildesheim: Olms

UNESCO (1995) Erklärung von Prinzipien der Toleranz, Paris. http://www.unesco.de/infothek/dokumente/unesco-erklaerungen/erklaerung-toleranz.html (Zugriff am 23.07.2018)

Volker DL (2005) Control and end-of-life care: Does ethnicity matter? In: The American Journal of Hospice and Palliative Care 22: 442-446

Welsch W (1995) Transkulturalität. Zur veränderten Verfasstheit heutiger Kulturen, Zeitschrift für Kulturaustausch: 45, S. 1-7

WHO (2016) Strategy and action plan for refugee and migrant health in the WHO European Region, Copenhagen: Regional Office for Europe http://www.euro.who.int/en/health-topics/health-determinants/migration-and-health/publications/2016/strategy-and-action-plan-for-refugee-and-migrant-health-in-the-who-european-region (Zugriff am 23.07.2018)